dein

Kompass

zur

Gesundheit

von Norbert A. Huber

Herstellung und Verlag:
Books on Demand GmbH, Norderstedt

ISBN: 978-3-8423-3239-3

Copyright 2011 - Norbert A. Huber

MIX
Papier aus verantwortungsvollen Quellen
Paper from responsible sources
FSC® C105338
FSC
www.fsc.org

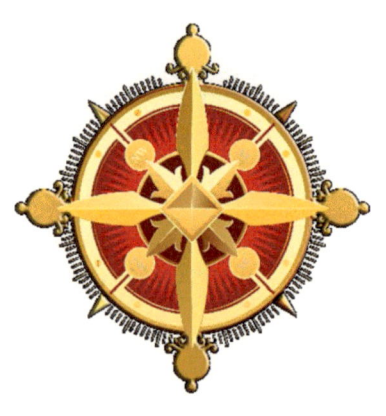

Inhaltsverzeichnis

Gesundheit

↑

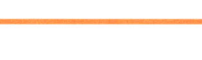

Gedanken + Gefühle

=   Bewusstsein

↓

Krankheit

Einleitung

Weißt du eigentlich, was für ein grandioses Wunderwerk dein Körper ist? Du besitzt einen lebendigen und hochintelligenten Organismus, der aus weit über 70 Billionen Zellen und vielen anderen Elementen und Stoffen besteht. Dein Herz schlägt täglich rund 100.000 Mal. Es befördert jeden Tag bis zu 7.000 Liter Blut durch deine Blutbahnen. Dein Blut, welches aus über 20 Billionen Zellen besteht, erneuert jede Sekunde rund sieben Millionen Blutzellen. Dein Verdauungs- und Stoffwechsel-system, wandelt deine aufgenommene Nahrung in Energie, Blutzellen, Muskeln, Knochen und viele andere Zellstrukturen um und gewährleistet ein perfektes Funktionieren deines Körpers. Dein Körper funktioniert auf vollkommene Art und Weise. Ohne dein Zutun. Rund 400 Millionen Poren deiner Haut kühlen, wärmen und entschlacken deinen Körper von Giften und Schlacken. Dein Körper reinigt und heilt sich selbst, solange du ihn nicht dabei störst oder blockierst.

Durch deine über 650 Muskeln ist eine unglaubliche Leistungs- und Bewegungsfähigkeit möglich. All deine körperlichen Aktivitäten werden von deinem, aus 25 Milliarden neuronalen Zellen bestehenden, Gehirn überwacht und mit perfekter Präzision gesteuert. Ein sensibles Zusammenspiel der verschiedenen Prozesse sorgt dafür, dass alle Systeme in deinem Körper miteinander vernetzt sind und zusammen arbeiten. Deine Organe arbeiten alle in einem exakt aufeinander abgestimmten Rhythmus, immer mit der größtmöglichen Effizienz und einem perfekten Zusammenspiel untereinander und miteinander. Immer im Einklang mit allen Regulationsprozessen in den verschiedenen Körpersystemen.

Tag für Tag werden Milliarden Zellen in deinem Körper erneuert. In jeder einzelnen deiner insgesamt über 70 Billionen Zellen, ist die unendliche Weisheit des Universums enthalten. Deine Zellen kommunizieren ununterbrochen miteinander und regeln das schöpferische, hochsensible Zusammenspiel deines Organismus. Und das größte Wunder beginnt in den Atomen deiner Zellen. In jedem Atomkern ist eine unvorstellbare Menge an schwingender, kreisender Energie vorhanden, ohne die dein Organismus nicht funktionieren und existieren könnte.

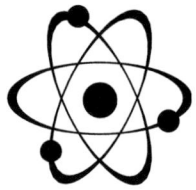

Alles ist eins! Alles funktioniert auf wunderbare und vollkommene Art und Weise. Und zwar so lange, so lange du dich nicht einmischst. So lange du deine Energie frei fließen lässt. Gesundheitliche Probleme, Störungen, Beschwerden und Erkrankungen entstehen immer erst dann, wenn wir uns in die natürlichen Lebens- und Energiewirkungsgesetze einmischen oder diese missachten. Dadurch entstehen Energieblockaden, welche zu negativen körperlichen und gesundheitlichen Ergebnissen führen. Mangelndes Wohlbefinden, reduzierte Lebensfreude, zunehmender Energiemangel und fehlende Lebenslust führen unweigerlich zu weiteren Energieblockaden und Krankheiten. Unnatürliche und vergiftete Umweltbedingungen, sowie falsche Ernährung, Überbelastung und Stress beschleunigen diesen Prozess und führen zu Krankheit und vorzeitiger Alterung.

Seit es Menschen gibt, träumen wir alle vom ewigen Jungbrunnen, von der paradiesischen, ewigen Jugend. Von einer ewig strahlenden, immer währenden Gesundheit. Auch wenn uns diese Unsterblichkeit nicht vergönnt ist, wissen wir doch, dass wir 120 Jahre und älter werden können. Dein Körper ist das größte Geschenk, welches die Schöpfung dir gab. Du kannst ihn nicht umtauschen und auch nicht verkaufen. Du kannst seinen

Alterungsprozess zwar verzögern oder beschleunig-en, aber nicht aufhalten und du hast auch so gut wie keinen Einfluss auf die meisten Funktionen deines Körpers. Du kannst deinen Körper lediglich benutzen. Er ist dir nur geliehen und eines Tages wird er nach deinem Tod zu Staub zerfallen.

Aus diesem Grunde solltest du dir ganz schnell diesen unschätzbaren Wert deines Körpers bewusst machen. Du solltest ein völlig neues Körper-bewusstsein entwickeln.

Wir alle sind von Geburt an vollkommen gesund. Die wenigen Ausnahmen sind genetisch bedingt und haben ihre Ursache meistens im Fehlverhalten der Eltern. Doch die meisten von uns sind – *Gott sei Dank* - von Geburt an gesund. Im Laufe der Jahre erschaffen wir uns jedoch ein Bewusstsein aus Überzeugungen, denen wir unsere Aufmerksamkeit schenken. Wir *säen*, was wir *ernten*. Wir erschaffen unsere eigenen Energieblockaden und dadurch kann unsere schöpferische Kraft nicht mehr ungehindert fließen. Wir werden krank.

Die überfüllten Krankenhäuser und Arztpraxen sind ein beredtes Beispiel für die unglaublichen Energieblockaden in unserer Gesellschaft.

Wir Menschen werden zwar aus den unterschiedlichsten Gründen krank. Dennoch hat jede Krankheit ihre Hauptursache darin, dass unsere Lebensenergie nicht mehr frei fließen kann. Es sollte dir deshalb völlig klar sein, dass alles, was dir passiert – also auch eine Erkrankung – durch eine energetische Ursache hervorgerufen wird.

Wäre es also nicht außerordentlich klug, wenn du dich mit der Wirkungsweise deiner Lebensenergien beschäftigen würdest? Wäre es nicht wünschenswert, wenn du ganz bewusst auf deine Gesundheit einwirken könntest? Ja, du hast es selbst in der Hand, deine Gesundheit neu zu erschaffen. Hierzu ist es jedoch notwendig, dass du die Lebens- und Energiewirkungsgesetze kennst.

Doch wir Menschen leben meistens nicht in der Realität der Gegenwart, sondern meistens in der Zukunft oder der Vergangenheit. Wir sind gedanklich viel zu oft im Morgen oder noch im Gestern unterwegs. Deshalb werden unsere Gedanken auch sehr oft von Ängsten beherrscht. Angst zieht Krankheit magisch an. Auch traurige Gedanken wie Melancholie, Verzweiflung, Depression und Sorgen drücken den Menschen runter. Der Gang wird schleichend, die Stirn erhält Furchen und alle Tätigkeiten erlahmen.

Auch der Kranke, der über sein Leiden klagt und sich mutlos ins Bett legt, wird täglich leidender. Gedanken können heilen oder töten. Gedanken können Wunden schließen, die kein Medikament heilen kann. Furcht, Sorgen und Kummer führen sehr viel schneller zu einer Erkrankung, als jeder Virus. Furcht und Sorgen sind immer ängstliche Gedanken, die wir uns über die Zukunft machen. Wir sind überzeugt davon, dass uns dies oder jenes passieren kann oder wird und schon spiegelt sich dies in unserem Leben. Unsere Sorgen sind jedoch meistens unbegründet und entstehen nur deshalb, weil wir unser Selbst- und Gottvertrauen verloren haben. Unzählige Menschen werden auch bei einer Grippewelle nicht krank. Diese Menschen *vertrauen* ihrer Gesundheit. Sie sind gesund, weil sie Gesundheit in ihrem Bewusstsein haben. Dieses Urvertrauen teilen sie ihrem Organismus aus Überzeugung mit. Dadurch verwirklicht sich ihre Gesundheit auf vollkommene Art und Weise.

Wenn wir krank werden, dann hat dies immer eine Ursache. Jede Krankheit und jeder Unfall ist eine Botschaft, die wir erkennen sollten: Hör auf mit deiner Hektik, mach endlich Frieden mit dir selbst und deinen Mitmenschen. Komm zur Besinnung! Erkenne die Botschaft des Lebens: du lebst nicht so, wie du leben solltest. Deine Energien sind blockiert.

Krankheiten und Leiden sind Wegweiser. Wegweiser dafür, dass du nicht richtig lebst, dass du nicht im *HIER und JETZT*, in der Gegenwart bist. Jede Krankheit, jedes Leid und jeder Schicksalsschlag ist eine *Chance* für dich. Die Chance, zu Gott zurück zu finden. Du musst begreifen, dass du ein Geschöpf Gottes bist. Und erst, wenn du wieder *eins* mit ihm und seiner Schöpfung bist, findest du Glück, Frieden, Gesundheit und Wohlbefinden.

Die Ursache deiner Leiden ist: du lebst am Leben vorbei. Du hast den Sinn des Lebens noch nicht völlig begriffen. Hilfe für deine Krankheiten und Leiden findest du deshalb nur bedingt beim Schulmediziner. Dieser behandelt in der Regel nur die Symptome und nicht die Ursachen deiner Erkrankung.

Unsere Medizintechnik und das damit verbundene Wissen über die vielfältigsten Heilmethoden schreiten stetig voran. Dennoch zeigt uns das Leben immer und immer wieder, was wir noch zu lernen haben. Trotz modernsten, medizinischen Geräten und den wirkungsvollsten Medikamenten, gibt es mehr Krankheiten und Leiden als jemals zuvor. Erst, wenn wir begreifen, was das Leben wirklich von uns will, werden wir und unser Planet wieder völlig gesund.

Du bist hier, um *wach* zu werden. Jeden Augenblick deines Lebens wach zu sein. Du bist hier, um deine Energie auszuleben und wirken zu lassen. Krankheiten, Leiden und Schmerzen sind ein Weckruf, dein Leben zu überdenken. Das Leid ist der Schmelzofen, in dem deine Seele geläutert wird. Du erkennst, wie sehr du dich von deinem innersten Selbst, von deinen Mitmenschen, der Natur und von Gott getrennt hast. Du musst jedes Leid als *Chance* begreifen, in das *HIER und JETZT*, in das prall gefüllte Leben zurückzukehren. Um gesund zu werden, gesund zu sein, musst du dich deinem innersten Kern zuwenden. Tief in deinem Inneren spürst und fühlst du, dass du nur deine Seele mit der universellen Seele vereinigen musst, um gesund zu werden. Nur wenn du *eins* mit Gott und seiner Schöpfung bist, bist und bleibst du gesund. Erkenne, dass dein Leid notwendig ist, um deine Gesundheit, dein Leben *lieben* zu lernen.

Auch du beschäftigst dich allzu oft mit den falschen Gedanken und blockierst damit deine ganze Lebensenergie. Du beschäftigst dich nicht mit dem, was *HIER und JETZT* ist, sondern allzu oft mit dem was sein könnte. Du willst immer noch etwas anderes, Besseres. Dies erzeugt einen Druck, der sich unweigerlich auf deinen Körper auswirkt, wenn du nicht entspannen und *loslassen* kannst. *Lass los!*

Lass alles so auf dich wirken, wie es sich ergibt. Akzeptiere was *HIER und JETZT* ist. Befreie dich von jeglichem Druck und damit von deinen Leiden, indem du Gottes Wille annimmst. Vertraue darauf, dass Gott das Beste für dich möchte. Ist es nicht so, dass jede Unzufriedenheit im Grunde genommen eine Gotteslästerung ist. Wenn du mit dem, was ist, nicht zufrieden bist, dann kritisierst du das, was Gott für dich vorgesehen hat. Du blockierst deine Lebensenergie und so entstehen Krankheiten.

Alles in deinem Leben wird von der göttlichen Urkraft durchdrungen. Deshalb kannst du eine Krankheit auch nicht damit besiegen, indem du gegen sie kämpfst. Du kannst dich jedoch auf Gott besinnen und erkennen, was er mit dir vorhat. Vertraue auf seine schöpferische, gewaltige Kraft und deine Seele ist gesund. Spüre, wie dich seine gewaltige Kraft bis in jede einzelne Zelle hinein durchströmt und wie du lebendig und aktiv bist. So wirst du erkennen, dass du das Leid und die Schmerzen durchmachen musst, um dir bewusst zu werden, dass du eine Seele Gottes bist.

Liebe dich selbst, denn die Liebe setzt deine Energien frei. So bist du *eins* mit der Quelle allen Lebens: mit Gott und seiner Schöpfung!

Lebensbereiche

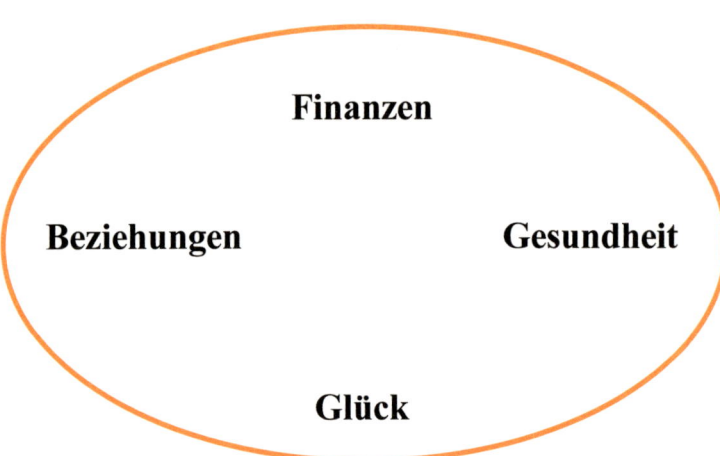

Finanzen

Beziehungen

Gesundheit

Glück

Gesundheitsbewusstsein

Gott zeigt dir fortlaufend einen Weg zur Gesundheit, zur Erfüllung deiner persönlichen Bestimmung und zu deiner vollkommenen, schöpferischen Macht.

Unser aller Leben dreht sich immer um die Lebensbereiche: Finanzen, Beziehungen, Gesundheit, Lebensfreude und Glück.

Wenn du in einem dieser Lebensbereiche Probleme hast, so leidest du meistens ganzheitlich, d.h. auch körperlich, seelisch und geistig. Dies gilt ganz besonders auch für deine Gesundheit. Wenn du krank bist, leidet deine Lebensfreude und dein Glück. Dies wiederum beeinträchtigt deine Beziehungen und deine Finanzen. Deine Gesundheit ist somit ein entscheidender Faktor für ein glückliches und reich erfülltes Leben.

Deine schöpferische Kraft ist die Ursache für den Fluss aller Energien in allen Lebensbereichen. Diese Kraft der Liebe zu erkennen und sie in allen Bereichen anzuwenden ist die Grundlage für Glück, Gesundheit, Reichtum und Erfüllung in einer Welt des Friedens und der Harmonie. Es geht um das klare Erfassen der Wirklichkeit und ihrer Energien, welche nur darauf wartet, von uns erweckt zu werden.

Bewusste Aufmerksamkeit ist der Weg zur Liebe und damit zur Verschmelzung mit der Lebenskraft, die uns alle am Leben hält.

Wir alle sind im Grunde auf der Suche nach Liebe, Anerkennung und dem *eins sein* mit *allem was ist*. Diese Sehnsucht nach Liebe, Glück und Anerkennung ist seit unserer Geburt in uns lebendig. Doch nur wenn wir uns bewusst werden, dass wir durch Gottes Gesetz selbst die Schöpfer unseres Lebens und damit *eins* mit unserem Schöpfer sind, sind wir gesund und glücklich. Die schöpferische Kraft Gottes entfaltet unsere eigene Göttlichkeit. Meine Botschaft lautet: Erkenne und entfalte deine eigene Göttlichkeit! So bist und bleibst du gesund!

Sokrates sagte: „*Du kannst nur lernen, dass du das, was du suchst, schon selber bist. Alles lernen ist das Erinnern an etwas, das längst da ist und nur auf Entdeckung wartet. Alles Lernen ist nur das Wegräumen von Ballast, bis so etwas übrig bleibt wie eine leuchtende innere Stille. Bis du merkst, dass du selbst der Ursprung von Friede und Liebe bist.*"

Das wahre Gesundheitsgeheimnis heißt: *Verbindung!* Die Verbindung zu all dem, was schon in dir ist und was du schon immer warst. Wir alle, du und ich, wir sind verkleidete Götter, die vergessen haben, göttlich zu sein. Ich möchte dich deshalb wachrütteln und dich mit deinem innersten Kern, deiner Göttlichkeit verbinden.

Du hast einen inneren göttlichen Kern, den es zu entdecken gilt. Erkenne dieses, dein wahres innerstes Wesen. Sich selbst zu erkennen bedeutet, sich seiner eigenen Schöpferkraft bewusst zu werden und sich zum Mitschöpfer Gottes zu erheben. Das Dilemma der meisten Menschen ist, dass sie sich dieser Schöpferkraft niemals bewusst werden. Darum ist das Erkennen deines innersten Kerns – deine eigene Göttlichkeit - die wichtigste Aufgabe deines Lebens.

Erkenne, dass du ein Werkzeug Gottes bist. Du bist das Auge und Ohr Gottes. Du bist göttliche Liebe, die Gott durch dich auf die Erde bringt. Du bist das Licht Gottes und der Mitschöpfer unserer Schöpfung. Es geht um das Erkennen, wie du deine Gedanken- und Gefühlsenergie nutzen kannst, um deine Gesundheit so zu formen, wie du es möchtest. Denn wenn du aufmerksam und wach bist, erkennst du deine große schöpferische Macht. Das Geheimnis ist die Liebe, die durch dein Bewusstsein wirkt. Deine innere Identifikation ist pures göttliches Bewusstsein, welche durch deine Verbindungen schöpferisch wirkt. Wie oft identifizierst du dich mit Krankheit, Alter oder Müdigkeit?

Und wie oft identifizierst du dich mit Glück, Gesundheit, Vitalität, Lebenslust und Lebensfreude?

Du bist ein mächtiger Schöpfer im Körper eines Menschen. Du bist göttliches Bewusstsein, durch welches Gott menschliche Erfahrungen sammelt. Doch deine schöpferische Macht ist in der Regel durch Unwissenheit verkümmert. Du verbindest dich zu oft mit falschen, kranken Gedanken und identifizierst dich mit falschen Glaubenssätzen.

Überprüfe einmal, welche Glaubenssätze (Identifikationen) auf dich zutreffen:

Glaubenssätze treffen zu	ja	nein
irgendwann wird alles besser	—	—
mehr ist für mich nicht drin	—	—
ich komme gerade so durch	—	—
ich kann mir nicht vorstellen, dass	—	—
das ist mein Schicksal	—	—
meine Schwächen sind angeboren	—	—
ich bin ein Pechvogel	—	—
mir passiert nie was Gutes	—	—
ich bin nicht fit	—	—
ich habe keine Chance	—	—
ich werde halt immer älter	—	—

Glaubenssätze	treffen zu	ja	nein
ich bleibe lieber realistisch		—	—
das funktioniert ja doch nicht		—	—
das Leben ist nicht fair		—	—
ich glaube nicht, dass ich ….		—	—
ich habe einfach kein Glück		—	—
ich will ja nicht zu viel verlangen		—	—
das sind halt meine Lebensumstände		—	—
ich mach einfach nichts richtig		—	—
ich bin zu klein, zu groß, zu hässlich...		—	—
ich bin der geborene Verlierer		—	—
ich bin schwach		—	—
ich bin krank		—	—
mir geht's nicht gut		—	—

Empfehlung:
Überdenke deine Glaubenssätze und formuliere sie neu!

ich bin vollkommen sicher und behütet
ich bin stark
ich bin ein Glückspilz
ich bin gesund und fit
ich bin realistisch und nutze meine Energie
ich bin glücklich
ich bin göttlich
ich liebe mich und meine Gesundheit

Erhebe dich und erwecke deine schöpferische Kraft! Öffne dein Bewusstsein und werde *eins* mit deinem innersten Kern, mit deinem göttlichen, schöpferischen Wesen.

Du bist göttlich, wenn du Gott in deinem Bewusstsein hast! Du bist vollkommen gesund, wenn du Gesundheit in deinem Bewusstsein hast! Du bist krank, wenn du Krankheit in deinem Bewusstsein hast. Du bist eingesperrt und gekettet in Denkgewohnheiten und Glaubenssätzen. Sprenge diese Ketten und lege alle Denkgewohnheiten und Glaubenssätze ab. Löse dich von allen äußerlichen Meinungen und erkenne dich selbst!

Werde eins mit deinem innersten Kern. Identifiziere dich mit Gott. So vereinigt sich dein Bewusstsein mit dem göttlichen, kosmischen Bewusstsein. Du bist eine Einheit mit *allem was ist* und dadurch gesund!

Verbinde dich deshalb ganz bewusst mit Heilung und Gesundheit!

<u>Motto:</u>

Ich bin gesund und fit

Erschaffe Gesundheit

Du bist ein mächtiger Schöpfer! Die Landes- und Kirchenfürsten dieser Welt haben es jedoch bis heute verstanden, diese Wahrheit zu unterdrücken. Doch du bist ein unglaublich mächtiges Wesen. Du bist so mächtig, dass du dir deine Gesundheit oder Erkrankung selbst erschaffen kannst.

ACHTUNG = MACHT

WACH-SEIN = MACHT

BEOBACHTEN = MACHT

Macht kommt von machen und nur derjenige hat Macht, der das macht, was er möchte!

LACHEN = MACHT!

Erwache und erkenne, dass du dein eigener Schöpfer bist. Erkenne, dass du frei bist, so zu sein, wie du es möchtest. Frei, edel, würdevoll, gesund. So wie du es möchtest. Das ist die Wahrheit. Das ist Freiheit. Alles andere ist Angst. Angst, welche dich begrenzt und einschränkt, weil du nicht du selbst bist. Du hast dann deinen innersten Kern noch nicht freigelegt. Wenn du Gott und seine Gesetze kennst, bist du frei.

Du bist nicht mehr erpress- oder manipulierbar, denn du weißt, was du möchtest. Du bist ein Original und es wird Zeit, dass du deine wahre Herrlichkeit erkennst. Blicke in deine Augen und erkenne die Liebe Gottes, welche dich ansieht. Du bist ein so herrliches und fantastisches Wesen – mit so vielen wunderbaren Fähigkeiten – und zu unglaublichen Dingen fähig. Dank deiner schöpferischen Kraft bist du fähig, deine eigene Welt zu erschaffen. Du bist aber ebenso fähig, unseren Planeten zu zerstören. Werde dir deshalb bewusst, welch' grandioser Schöpfer in dir steckt. Erwache zum Leben und verbinde dich mit *allem was ist*.

Es gibt grundsätzlich zwei Arten von Menschen: schlafende, unbewusste und eingeschränkte Menschen und wache, bewusste und schöpferische Gottheiten. Wie lange willst du noch vor dich hindämmern und dich vor Sehnsucht verzehren? Wann endlich wirst du dir deiner göttlichen Identität bewusst?

Du bist..... ALLES!

Du bist.... ALLES IN ALLEM WAS IST!

SEI DESHALB EINS MIT ALLEM WAS IST!

Der Sinn deines Lebens besteht darin, *eins* zu sein. *Eins* zu sein mit *allem was ist*. Göttlich zu sein! Vollkommen zu sein! Ein Schöpfer zu sein! Erleuchtung beginnt damit, dich selbst und die Liebe Gottes zu erkennen. Ich bin nur der Überbringer dieser Botschaft, welche besagt, dass du durch deine Gedanken ein göttlicher Schöpfer bist. Durch deine bedingungslose Liebe und deine felsenfeste Verbundenheit zu deinem innersten, göttlichen Kern bist du *alles was ist*. Es geht um die Verbindung mit *allem was ist*. Es geht darum, dein Bewusstsein in reine Liebe zu verwandeln, um selbst göttlich zu sein.

Laotse sagte: „*Dem wahrhaft Vollkommenen strömt alles zu.*" Werde auch du der göttliche Schöpfer, der du sein könntest, wenn du all deine Beschränkungen und Ängste ablegen würdest. Es ist Gottes Wille, dass wir uns aus der Masse erheben und ein bewusster Mitschöpfer unserer Schöpfung sind.

„*Die meisten Menschen denken nicht wirklich. Sie denken nur, dass sie denken. Wirkliches Denken bedeutet, sich voll bewusst zu sein, dass es eine unendliche Intelligenz gibt, die auf jeden unserer Gedanken antwortet.*"

Dr. Joseph Murphy

Bei den meisten Menschen ist in ihrem Kopf eine Art Autopilot eingeschaltet. Dabei kreisen die Gedanken unaufhörlich auf einer festgelegten Denkroute ihre Bahn. Wenn dir das ständige, unaufhörliche Geplapper deines Kopfes bewusst wird, ahnst du vielleicht, dass du meistens gar nicht selbst denkst, sondern gedacht wirst. Sobald du einmal wirklich freie, schöpferische Gedanken denkst, empfindest du wahres Glück. Hierzu ist es jedoch notwendig, dass du vollkommen wach und aufmerksam bist. Beobachte deine Gedanken und Empfindungen. Beobachte und beachte dein Selbstbild, deinen innersten Kern. Beachte deine Gedanken und deine Glaubenssätze. Erwache und beleuchte dein innerstes Wesen. Erkenne, wer oder was du wirklich bist. Erkenne dein liebendes, alles verbindende Wesen, welches sich durch deine Identifikation mit allem verbindet, was ist. Durch deine schöpferische Kraft des Denkens, Fühlens und Handelns kannst du dich mit allem verbinden und identifizieren, was ist. Das Verbinden und Vereinigen – die Liebe – setzt die größten Kräfte frei und du erreichst mit wenig Aufwand die größten Wirkungen. Denke immer daran: sei wachsam, sei achtsam, sei aufmerksam. Nicht verkrampfen, sondern entspannen. Herr, dein Wille geschehe! Nichts erzwingen, sondern geschehen lassen.

Gott ist alles was ist, in allem was ist! Gott ist das Eine, was in allem ist. Gott ist die fundamentale Wahrheit und Wirklichkeit in allem was ist. Gott ist das allmächtige, schöpferische Bewusstsein, welches alles antreibt, was ist. Jeder Gedanke und jede Empfindung entspringt seiner schöpferischen Kraft. Diese schöpferische Energie bewegt und erschafft, zieht an und stößt ab. Dadurch ist sie formlos und formbar, materiell und immateriell. Diese schöpferische Kraft ist *alles was ist*. Somit ist alles *eins* und auch wir sind göttlich.

Alles ist eins und steht in Wechselwirkung zueinander. Ohne die Luft zum Atmen können wir nicht leben. Ohne unseren Blutkreislauf kann die Luft nicht in jede Zelle transportiert werden. Eines bedingt das andere und steht in ständiger Wechselwirkung. Diese universelle, kosmische Energie, welche ewig wirkt, ist die schöpferische Kraft Gottes. Was aber macht Gott? Gott erschafft ununterbrochen neues Leben. Er schafft neues Leben, in dem er sein allmächtiges Bewusstsein fortlaufend entfaltet. Er entfaltet sich, in dem er sein göttliches Bewusstsein in unzählige, individuelle Menschen- und Tierbewusstseine aufteilt. Einzig zu dem Zweck, körperliche Sinn- und Gefühlserfahrungen in all seiner Vielfältigkeit zu erleben. Wir sind die Augen und Ohren Gottes.

Wir sind in unserem innersten Kern, göttliches Bewusstsein und im Grunde genommen ist unser einziger Daseinszweck: *HIER und JETZT* mit all unseren Sinnen voll bewusst zu leben.

Gott erschafft alles Leben und erfährt sich durch dieses erschaffene Leben selbst. Das ist Bewusstsein! Und so wie Gott schöpferisches Bewusstsein ist, so sind auch wir schöpferisches Bewusstsein. Wir sind also mit jedem unserer Gedanken und jeder Empfindung schöpferisch tätig. So wie unser gesamtes Universum Gedanken Gottes sind, so wird auch unser reales Leben durch unsere Gedanken erschaffen. Wir sind also Mit-Schöpfer im Auftrag Gottes. Bewusst oder unbewusst!

Wenn wir denken, so denken wir Gottes Gedanken. Wenn wir fühlen, dann fühlen wir für Gott. Wir selbst sind die Quelle, aus der die schöpferische Kraft Gottes entspringt. Sofern wir dies zulassen. Sieh in den Spiegel und erkenne, dass du göttlich bist. Du erkennst einen Körper. Bist du dein Körper? Du schaust hinter deine Stirn und erkennst, dass du mehr bist, als nur ein Körper. Du wirst dir deines *SEINS* bewusst. Du wirst dir deiner *SELBST* gewahr und dadurch bist du Bewusstsein. Je klarer dir dies bewusst ist, desto erleuchteter bist du. Du bist ein Teil des allmächtigen, göttlichen Bewusstseins und sobald du dies erkennst und dir tatsächlich gewahr wirst, bist du wahrlich selbstbewusst. Du bist dir deines wahren innersten Kerns, deiner *selbst* bewusst. Du erkennst die Einheit deines Wesens mit allem was ist. Du bist **eins** mit allem was ist.

Welch ein Meisterwerk ist der Mensch! Wie edel durch Vernunft! Wie unbegrenzt an Fähigkeiten! In Gestalt und Bewegung wie bedeutend und wunderwürdig! Im Handeln wie ähnlich einem Engel! Im Begreifen wie ähnlich einem Gott!
William Shakespeare

Traue dich, Gott zu vertrauen. So setzt du – gemäß seinem Gesetz – eine neue Ursache, welche die schöpferische Kraft Gottes in dir freisetzt. Gesundheit, Glück, Erfolg und ein Leben im Wohlstand und Überfluss ist die Folge.

Diese schöpferische Kraft Gottes ist völlig wertfrei. Es ist eine energetische Kraft, die einfach gemäß Gottes Gesetzen fließt. Die entscheidende Frage ist also: nutzt du diese Energie nutzbringend, also konstruktiv oder eher destruktiv? Egal, was du auch tust, jede Aktion zieht eine Reaktion nach sich. Was du säst wirst du ernten. Hast du Gesundheit in deinem Bewusstsein, bist du gesund. Hast du Krankheit in deinem Bewusstsein, bist oder wirst du krank. Ob du willst oder nicht! Erschaffe dir deine Gesundheit, indem du Gesundheit in deinem Bewusstsein trägst. Sage zu dir selbst: *„Ich bin gesund"* und du wirst als Beobachter *eins* mit deiner Gesundheit. Subjekt und Objekt verschmelzen. *„Ich bin gesund"* ist Liebe zu dir selbst. *„Ich bin gesund"* erschafft Gesundheit. Durch deine Identifikation mit Gesundheit bist du ein mächtiger Schöpfer deiner Gesundheit. Wir ziehen das in unser Leben, was auf unserer Frequenz strahlt oder mit uns auf einer Wellenlänge schwingt. Gleiches zieht Gleiches an! Das ist Schöpfung in Perfektion. Gleiches zieht Gleiches an und sucht Verbindung. Diese Verbindung, dieses Verschmelzen einer Sache ist gleichbedeutend mit der Liebe. Diese Liebe ist göttliches Gesetz, denn es gibt keinen Zufall. Alles, was du denkst oder fühlst und in Worten und Taten ausdrückst, kommt irgendwann zu dir zurück. Nur kannst du meist keinen Zusammenhang hierzu herstellen, weshalb du von Zufall redest. Doch es gibt keinen Zufall. Du erntest immer das, was du gesät hast. Das, was du beachtest, wächst. Wenn du dies bewusst und willentlich tust, tritt allzu oft das Gegenteil ein. Und zwar deshalb, weil du es unbedingt willst. Du glaubst nicht daran, dass du es bekommst, weshalb du es willst. Doch du musst loslassen. Herr, dein Wille geschehe! Die stärkste Resonanz und die größtmögliche Sogwirkung erreichst du im *Sein*. Sei deshalb du selbst. Versuche gar nicht erst, irgendetwas zu werden. Sei einfach! Alles, worauf du deine Aufmerksamkeit richtest wächst. Beobachte, beachte und liebe dein herrliches Leben. Und dann lass einfach Gottes Wille wirken. Ohne dich einzumischen! Das ist bedingungslose Liebe, wie die Schöpfung es vorsieht.

Durch diese Liebe erkennst du dein wahres Selbst und du erschaffst dir das Leben, was du in deinem Bewusstsein bereits bist. Was, wer oder wie bist du? Kannst du sagen: „Ich bin… gesund"! Tatsächlich? Bist du wirklich gesund? An Körper, Seele und Geist? Bist du wirklich lebendig? Bist du wirklich voll da? Fühlst du, wie du lebst? Oder wirst du gelebt? Wer beatmet dich? Wer lässt dein Herz pumpen? Woher kommen deine Gedanken? Wer fühlt deine Empfindungen? Spürst und fühlst du, welcher Reichtum und welche Vollkommenheit in dir schlummern?

Du weißt ja: was du beachtest, wächst! Gedankenkontrolle ist also notwendig. Achte auf deine Gedanken und ganz besonders auf deine Selbstgespräche. Du bist erst dann ein schöpferisches Werkzeug Gottes, wenn du dir deiner schöpferischen Kraft und deiner Fähigkeiten bewusst bist.

Je mehr du dich mit diesem Wissen und dieser Wahrheit identifizierst, desto schneller spiegeln sich diese gewollten Überzeugungen deines Bewusstseins in deinem Leben. Heilung und Gesundheit tritt in dein Leben, wenn du dich mit Heilung und Gesundheit identifizierst. Sei aufmerksam und beachte in Liebe deine Heilung und dein *eins sein* mit deiner Gesundheit. Denke Heilung, Gesundheit, Reichtum und Liebe. Liebe Gesundheit, Genesung Reichtum und Liebe. Sei dir bewusst, dass du heil, gesund, schön, reich und liebevoll bist.

Erstelle dir ein Mantra, um deine Aufmerksamkeit auf Heilung und Gesundheit zu richten.

Ein Mantra (Gedankenwiederholung – Ausspruch mit magischer Kraft) ist die beste Möglichkeit, dir Gesundheit zu erschaffen.

Ich bin......   heil, vollkommen heil!
Ich bin......   heil, vollkommen heil!
Ich bin......   heil, vollkommen heil!

Ich bin.....   gesund, vollkommen gesund!
Ich bin.....   gesund, vollkommen gesund!
Ich bin.....   gesund, vollkommen gesund!

Sprich dieses Gesundheits-Mantra laut aus!

Jeder Gedanke ist mächtig, doch noch mächtiger ist das gesprochene Wort! Wiederhole dein Mantra so lange laut, so lange du möchtest. So lange du es liebst. Jedes bewusst gesprochene Mantra wird zu einem Glaubenssatz, zu einer bewusst erwählten Überzeugung, die sich als Wahrheit in deinem Leben erfüllt.

Suche dir ein Mantra, welches du lieben kannst. Welches dich heilen und gesund machen und vor allem, auch gesund erhalten wird. Suche dir ein oder mehrere Mantras, mit denen du dich vollständig identifizieren kannst.

Gesundheits-Mantras

o Ich bin aktiv
o Ich bin beweglich
o Ich bin voll da
o Ich bin dankbar
o Ich bin einmalig
o Ich bin eins
o Ich bin einzigartig
o Ich bin energisch
o Ich bin entspannt
o Ich bin erleichtert
o Ich bin erlöst
o Ich bin fit

- o Ich bin fröhlich
- o Ich bin fruchtbar
- o Ich bin geborgen
- o Ich bin geheilt
- o Ich bin genesen
- o Ich bin gesund
- o Ich bin glücklich
- o Ich bin göttlich
- o Ich bin heil
- o Ich bin heiter
- o Ich bin herrlich
- o Ich bin in Höchstform
- o Ich bin immun
- o Ich bin jung
- o Ich bin kerngesund
- o Ich bin klasse
- o Ich bin kostbar
- o Ich bin kräftig
- o Ich bin lebendig
- o Ich bin leicht
- o Ich bin locker
- o Ich bin mächtig
- o Ich bin natürlich
- o Ich bin positiv
- o Ich bin potent
- o Ich bin prächtig
- o Ich bin quicklebendig
- o Ich bin ruhig

o Ich bin stark
o Ich bin super
o Ich bin toll
o Ich bin unsterblich
o Ich bin vital
o Ich bin vollkommen
o Ich bin wach
o Ich bin wohlauf
o Ich bin wunderbar
o Ich bin wundervoll
o Ich bin zufrieden

ACHTUNG: Wenn es dir schlecht geht, weil du krank bist, so nützt es nur wenig, dir tausendmal vorzusprechen, dass du gesund wirst. Erst wenn du 100 %-ig davon überzeugt bist, dass du am genesen bist, wirst du genesen. Also nicht „ich werde gesund", sondern „ich bin gesund"! „Ich bin genesen! Ich bin heil"! Dieses „Ich bin gesund" musst du spüren, fühlen, sehen, hören, riechen, schmecken, lieben! Ich bin Genesung! Vollkommene Genesung! Herr, ich danke dir für meine Genesung! Ich bin gesund, gesünder, am gesündesten! Ich bin gesund, vollkommen gesund! Herr, dein Wille geschehe! Danke! Danke! Danke!

Sei gesund! Mit jeder Faser deines Körpers und du bist gesund! Du bist der Schöpfer deines Lebens!

Um diese Überzeugung zu erlangen, musst du gelegentlich deinen Verstand umgehen. Dies gelingt dir am schnellsten, indem du dein Mantra so schnell wie möglich und so oft wie möglich hintereinander wiederholst. Lege in diesen bewussten Schöpfungsakt deine ganze Liebe und Dankbarkeit hinein. Selbst wenn du zunächst noch Zweifel hast und auch dein Körper nicht immer unmittelbar und augenblicklich gesund ist, so werden sich doch deine bisherigen Überzeugungen (ich bin ... krank, schwach, leidend) verändern. Du bist genesen. Du bist heil und gesund. Fühle und spüre dein Mantra! Sprich es mit ganzer Hingabe aus! Sprich dieses Mantra laut aus! Mit deinem ganzen Gefühl! Sei dieses Mantra!

Ganz besonders hilfreich ist es, beim Aussprechen deines Mantras dankbar zu sein. Dankbarkeit ist Schöpfung in Vollendung. Das, wofür du dankbar bist, wächst. Sei dankbar für deine Heilung und für deine Gesundheit und du bist heil und gesund!

<u>Mantra</u>:

Ich bin gesund und voller Lebensfreude!

DANKE! DANKE! DANKE!

Heilung durch Dankbarkeit

Warum ist die Dankbarkeit so wichtig für deine Gesundheit? Weil der Dank für deine Gesundheit die Heilung bereits beinhaltet. Wenn du dich für deine Gesundheit bedankst, obwohl du noch krank bist, dann sucht deine schöpferische Kraft den Ausgleich durch Heilung und du bist gesund.

Dank ist somit die entspannte Haltung des bereits Erhaltenen. Wenn du hast, dann lässt du los. Wenn du loslässt, bist du ruhig und gelassen. Deine schöpferische Kraft kann wunderbar fließen und erschafft dir das, wofür du dankbar bist.

Ich bin dankbar, für....

... meine Gesundheit, (macht dich gesund)
... meinen Wohlstand, (macht dich wohlhabend)
... mein Glück, (macht dich glücklich)
... meine Liebe, (macht dich liebend).

Je entspannter, ruhiger und gelassener du bist, desto besser kann deine schöpferische Kraft erschaffen. Das bedeutet, dass du einfach nur loslassen musst. Du musst loslassen, bevor du empfangen kannst.

Nur ein leeres Gefäß kann gefüllt werden. Du musst ausatmen, bevor du einatmen kannst. Sei also dankbar, denn nur durch deine Dankbarkeit kannst du der Schöpfung zeigen, was dir wirklich etwas wert ist.

Warum bedankst du dich nicht einfach einmal dafür, dass du atmen darfst? Dass du sehen, hören, riechen, schmecken und spüren darfst? Dass du gesund und glücklich bist? Dass du einen tollen Partner, Freund, Kinder und sonstige Beziehungen hast?

Dankbarkeit macht dich stark! Lass los, indem du nicht mehr deinen Willen durchsetzen möchtest. Sei einfach dankbar dafür, dass du leben darfst. Je dankbarer du für die wirklich wichtigen Dinge deines Lebens bist, desto gesünder, glücklicher, wohlhabender und erfüllter wirst du sein.

Sei dankbar! Auch für die Krisen, Probleme und Krankheiten, denn gerade diese Krisen, Probleme und Krankheiten bieten dir die Chance, zu wachsen und zu reifen. Sei dankbar für die Geschenke des Lebens und betrachte immer beide Seiten einer Sache. Es ist nur allzu menschlich, dass wir nur die Dinge als Geschenke betrachten, die uns als nützlich erscheinen und wertvoll für uns sind. Erkenne deshalb auch deine Probleme als Geschenke Gottes und sei dankbar dafür, dass er dir die Gelegenheit gibt, zu wachsen und zu reifen. Studiere die Biografien erfolgreicher Persönlichkeiten und du wirst erkennen, dass oftmals Krankheiten, Behinderungen oder große Probleme den späteren Erfolg verursachten. Sei dankbar und nutze auch du deine Chancen. Ein Pendel zeigt deutlich, dass der Schwung nach einer Seite, genau den Schwung auf die andere Seite vorgibt. So wirkt auch eine Krise. Nach einer Krise baut sich ein Ausgleich der Energien als Chance auf und wenn du sie nutzt, wirst du von der Krise profitieren und ein schnelles Wachstum erleben. So erwächst aus Krankheit die Gesundheit, sofern du loslässt und deine Selbstheilungskräfte nicht blockierst. Beobachte die Natur und du wirst erleben, dass überall dieses Gesetz des Energieausgleichs in einem Spannungsfeld aus Wachsen und Reifen, Blühen und Welken, Sommer und Winter, Leben und Tod, Spannung und Entspannung wirkt. Jegliche Energie kann nur deshalb fließen, weil dieses Kraftfeld der Polarität besteht. Yin und Yang, diese beiden Pole, zwischen denen das Leben schwingt, sind *eins*. Nur wer dies versteht, kann seine Kraft nutzen und bewusst schöpferisch tätig sein. Nur durch die Vereinigung beider Pole können wir *eins* werden mit *allem was ist*. Sei deshalb dankbar für *alles was ist*.

Doch was machen wir Menschen? Meistens das genaue Gegenteil! Wir sind undankbar und bejammern dies oder jenes. Wir richten unsere Aufmerksamkeit auf den Mangel, statt auf den Überfluss. Wir beachten unsere Leiden, statt unsere Gesundheit. Und dann wundern wir uns, wenn wir krank werden. So funktioniert das Leben nicht. Nur was wir säen, können wir ernten. Sei also dankbar für deine Gesundheit!

<u>Mantra</u>:

Ich bin heil und gesund!

DANKE! DANKE! DANKE!

Eines Tages, ich war gerade das erste Jahr auf der High-School, sah ich ein Kind aus meiner Klasse nach Hause gehen. Sein Name war Kyle. Es sah so aus, als würde er alle seine Bücher mit sich tragen. Ich dachte mir: "Warum bringt wohl jemand seine ganzen Bücher an einem Freitag nach Hause? Das muss ja ein richtiger Dummkopf sein. "Mein Wochenende hatte ich schon verplant", also zuckte ich mit den Schultern und ging weiter. Als ich weiter ging, sah ich eine Gruppe Kinder in seine Richtung laufen. Sie rempelten ihn an, schlugen ihm seine Bücher aus den Armen und schubsten ihn so dass er in den Schmutz fiel. Seine Brille flog durch die Luft, und ich beobachtete, wie sie etwa drei Meter neben ihn im Gras landete. Er schaute auf und ich sah diese schreckliche Traurigkeit in seinen Augen. Mein Herz wurde weich. Ich ging zu ihm rüber, er kroch am Boden umher und suchte seine Brille, und ich sah Tränen in seinen Augen. Als ich ihm seine Brille gab, sagte ich: "Diese Typen sind Blödmänner!" Er schaute zu mir auf und sagte: "Danke!" Ein großes Lächeln zierte sein Gesicht. Es war eines jener Lächeln, die wirkliche Dankbarkeit zeigten. Ich half ihm seine Bücher aufzuheben und fragte ihn wo er wohnt. Es stellte sich heraus, dass er in meiner Nähe wohnt, also fragte ich ihn, warum ich ihn vorher nie gesehen habe. Er erzählte mir, dass er zuvor auf eine Privatschule ging. Ich hätte mich nie mit einem Privat-Schul-Kind abgeben. Den ganzen Heimweg unterhielten wir uns; und ich trug seine Bücher. Er war eigentlich ein richtig cooler Kerl. Ich fragte ihn, ob er Lust hätte mit mir und meinen Freunden am Samstag Fußball zu spielen. Er sagte zu. Wir verbrachten das ganze Wochenende zusammen und je mehr ich Kyle kennenlernte, desto mehr mochte ich ihn. Und meine Freunde dachten genauso über ihn. Es begann der Montagmorgen und auch Kyle mit dem riesigen Bücherstapel war wieder da. Ich stoppte ihn und sagte: "Oh Mann, mit diesen ganzen Büchern wirst du eines Tages noch mal richtige Muskeln bekommen". Er lachte und gab mir einen Teil der Bücher. Während der nächsten vier Jahre wurden Kyle und ich richtig gute Freunde. Als wir älter wurden, dachten wir übers College nach. Kyle entschied sich für Georgetown und ich mich für Duke. Ich wusste, dass wir immer Freunde sein werden und diese Kilometer zwischen uns niemals ein Problem darstellen würden. Er wollte Arzt werden und ich hatte vor eine Fußballer-Karriere zu machen. Kyle war Abschiedsredner unserer Klasse. Ich neckte ihn die ganze Zeit, indem ich sagte, er sei ein Dummkopf. Er musste eine Rede für den Schulabschluss vorbereiten. Ich war so froh, dass ich nicht derjenige war, der sprechen musste. Am Abschlusstag, ich sah Kyle. Er sah großartig aus. Er war einer von denen, die während der High School zu sich selber finden und ihren eigenen Stil entwickeln. Er hatte mehr Verabredungen als ich und alle Mädchen mochten ihn. Manchmal war ich richtig neidisch auf ihn. Heute war einer dieser Tage. Ich konnte sehen, dass er wegen seiner Rede sehr nervös war. Ich gab ihm einen Klaps auf den Hintern und sagte: "Hey, großer Junge, du wirst großartig sein!" Er sah mich mit einem jener Blicke (die wirklich dankbaren) an und lächelte. "Danke" sagte er. Als er seine Rede begann, räusperte er sich kurz, und fing an. "Der Abschluss ist eine Zeit, um denen zu danken, die dir halfen, diese schweren Jahre zu überstehen. Deinen Eltern, Deinen Lehrern, Deinen Geschwistern, vielleicht einem Trainer.... aber am meisten Deinen Freunden. Ich sage euch, das beste Geschenk, das ihr jemandem geben könnt, ist eure Freundschaft. "Lasst mich euch eine Geschichte erzählen". Ich schaute meinen Freund etwas ungläubig an, als er von dem Tag erzählte, an dem wir uns das erste Mal trafen. Er hatte geplant, sich an diesem Wochenende umzubringen. Er erzählte weiter, dass er seinen Schrank in der Schule ausgeräumt hat, so dass seine Mutter es später nicht tun müsste und trug sein Zeug nach

Hause. Er schaute mich an und lächelte. "Gott sei Dank, ich wurde gerettet." Mein Freund hat mich vor dieser unsäglichen Sache bewahrt." Ich konnte spüren, wie die Masse den Atem anhielt als dieser gutaussehende, beliebte Junge uns von seinem schwächsten Augenblick im Leben erzählte. Ich bemerkte wie seine Mutter und sein Vater lächelnd zu mir herüber sahen, genau dasselbe, dankbare Lächeln. Niemals zuvor spürte ich solch eine tiefe Verbundenheit.

Unterschätze deshalb niemals die Macht Deines Handelns. Durch eine kleine Geste kannst du das Leben einer Person ändern. Zum Guten oder zum Bösen. Die Schöpfung setzt uns alle ins Leben des anderen, um uns gegenseitig zu beeinflussen, auf jede Art und Weise.

Danke für diese wunderbare Geschichte an Jade! Gefunden auf www.herzensache.org

Das Yin und Yang deiner Gesundheit

ALLES hat zwei Pole!

Beide Pole sind identisch,
nur verschieden im Grad!

Zwei Extreme begegnen sich:
Plus und Minus,
Positiv und Negativ,
Gesundheit und Krankheit

sind Abstufungen des **EINEN!**

Gegenpole sind immer zwei extreme Grade von ein und derselben Sache. So sind die beiden Pole heiß und kalt die jeweiligen Gegensatzpole der Temperatur. Doch wo beginnt das Heiße und wo endet das Kalte? Auch die beiden Pole Liebe und Hass sind in sich *eins* und dennoch extreme Gegensätze. Wo beginnt die Liebe und wo endet der Hass? Die jeweiligen Gegensatzpole wie Positiv und Negativ, Überfluss und Mangel sind energetische Kraftfelder, ohne die keine Energie fließen könnte. Das Licht ist nur durch die Dunkelheit erfahrbar und umgekehrt. *Alles* ist **eins**!

Pole sind immer die zwei gegenüberliegenden Enden ein und derselben Sache. Untrennbar als Einheit verbunden. Sie bedingen einander und unterscheiden sich lediglich graduell.

TAG--**NACHT**
Hell   Dämmerung   Dunkel

Es gibt keinen Tag ohne Nacht und es gibt nicht nur entweder oder, sondern auch die Abenddämmerung und das Morgengrauen. Ebenso gibt es kein Heiß ohne Kalt und keine Gesundheit ohne Krankheit. Reich und arm, heiter und traurig sind die jeweiligen Enden einer Skala und immer **eins**. Der Übergang von einem Pol zum anderen ist immer fließend und jede Beurteilung ist somit immer relativ und niemals absolut.

Wo beginnt das Glück, wo das Unglück? Wo beginnt Ruhe und Entspannung, wo Aktivität und Spannung? *Alles* ist **eins**! Das Männliche kann nicht ohne das Weibliche existieren und umgekehrt. In diesem Wechselspiel und Zusammenwirken der schöpferischen Kräfte zeigt sich die Ordnung des Universums. Der Negativ- oder Minuspol ist demnach ebenso wichtig, wie der Positiv- oder Pluspol. Ohne diese Gegensätze gäbe es keinen Energiefluss. Erst durch die Spannung der

Gegensatzpole bekommen wir die Freiheit, zwischen den Möglichkeiten der Gegensätze zu wählen. Ohne die Polarität wäre *alles* festgelegt, unveränderbar. Es gäbe keine Erfahrungsmöglichkeiten, denn nur durch die Gegensätze haben wir die Freiheit, uns für oder gegen etwas zu entscheiden.

krank leidend hilflos schwach stabil immun kräftig vital fit gesund

Seit unserer Geburt (Trennung) geht es einzig darum, die Einheit des *Seins* zu erfahren. Polarität ist scheinbare Trennung. Doch nur vordergründig, denn auch die beiden Extreme zweier Pole sind immer *eins*. Es geht also fortlaufend darum, *alles was ist* zu verbinden. Je höher dein Bewusstsein schwingt, desto mehr löst sich die Polarität in deinem Leben auf. Dein Blick wird frei auf *alles was ist*. Du bist **eins** mit *allem was ist!* Yin und Yang, männlich und weiblich, *alles ist eins*. So wie die schöpferischen Kräfte durch die Pole wirken, so kannst du sie dir zunutze machen, indem du beide Pole als Einheit betrachtest.

Erkenne, dass deine Krankheit notwendig ist, um in den Fluss des Lebens zurück zu kommen. Erkenne, dass du nur durch deine Krankheit den Sinn deines

Lebens begreifen kannst. Erkenne, dass du nur durch deine Krankheit den Wert deiner Gesundheit schätzen lernen kannst. Erkenne, dass du nur durch deine Leiden zur Gesundheit finden kannst. Von den kleinsten Elementarteilchen bis zum allumfassenden Universum, von der kleinsten Zelle bis zu unserem wunderbar funktionierenden Organismus wirkt eine schöpferische Kraft, die uns und alles um uns herum erschaffen hat. Elementarteilchen für Elementarteilchen, Zelle für Zelle wirkt diese göttliche Energie in seiner ganzen Pracht. Gleiches zieht Gleiches an und vereinigt sich. Alles andere wird abgestoßen. Dieses Naturgesetz der Resonanz können wir in der gesamten Schöpfung beobachten. Vom kleinsten Atom bis in alle Galaxien hinein, wirkt diese Urkraft in einer Perfektion, die allumfassend unseren gesamten Kosmos durchdringt:

Überfluss	-	Mangel
Plus	-	Minus
Einatmen	-	Ausatmen
Leben	-	Tod
Gesundheit	-	Krankheit
Freude	-	Leid
Liebe	-	Hass
Spannung	-	Entspannung
Lust	-	Unlust
usw.		

Wir könnten Krankheit und Leiden doch gar nicht denken, wenn wir nicht auch die Gegenpole Gesundheit und Wohlbefinden kennen würden. Nur weil es die Krankheit gibt, können wir den Wert unserer Gesundheit ermessen. Wir können uns nur deshalb freuen, weil wir auch das Leid kennen. Eines bedingt das andere. Alles im Universum ist *eins* und hat dennoch immer mindestens zwei Seiten/Pole. Nur so kann die schöpferische Kraft Gottes ungehindert bis in alle Elementarteilchen unseres Universums hinein fließen und wirken. Dieses Kraftfeld aus zwei Polen ist immer eine Einheit. Diese Einheit besteht immer aus zwei entgegengesetzt geladenen Polen.

Der eine Pol ist stets ein mit Mangel geladener und der Entgegengesetzte ist immer ein mit Überfluss geladener Pol. Dieses Spannungsfeld aus Mangel und Überfluss lässt Energie erst fließen.

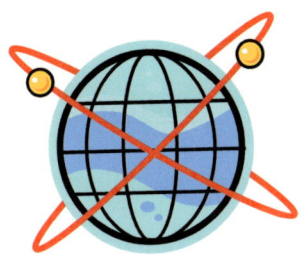

Diese Polarität ist deshalb die Grundvoraussetzung für jegliches Leben. Leben bedeutet: Lebendig sein! Voll da zu sein! Voller Energie zu sein! Wach und aufmerksam zu sein! Was wir tun, das sollten wir richtig und mit vollem Bewusstsein tun! Nutzen wir dieses Kraftfeld aus Yin und Yang, in dem wir die schöpferische Kraft Gottes in uns und durch uns wirken lassen. JA, sei lebendig! Bewege dich! Erstarre nicht in Trägheit, sondern bewege dich! Körperlich, geistig und seelisch! Deine Krankheiten und Leiden sind überwunden, wenn du erkennst, dass alles immer **eins** ist. Beide Pole – Gesundheit wie Krankheit - sind notwendig, um deine schöpferische Kraft fließen zu lassen. Es ist jedoch entscheidend für dein Wohlbefinden, auf welchen Pol du deine Aufmerksamkeit richtest. Bejahe deshalb auch den Minuspol, das Negative, das Leid, damit deine Energie frei fließen kann. Lehne also nichts ab, sondern erkenne alles als *eines*. Liebe und bejahe dieses wunderbare Kraftfeld. So gelangst du in einen Sog göttlicher Kraft, welcher sich immer mehr verdichtet. Du bist wirkungsvoller, zufriedener, glücklicher und gesünder.

<u>Mantra:</u>

Ich bin eins mit allem was ist!

Die Lösung

LOSLASSEN ist immer die **LÖSUNG!** Lass deine Energie fließen. Halte nicht krampfhaft an Problemen, Leiden, Ereignissen und Beziehungen fest.

Je höher dein Bewusstseinsgrad ist, desto höher sind deine Schwingungen und umso leichter fällt dir das **LOSLASSEN.** Je niedriger dein Bewusstseinsgrad ist, desto mehr bleibst du an der trägen, schwerfälligen Materie kleben. Löse dich also von deinen trägen Bindungen und steige hinauf in den göttlichen Olymp deines Bewusstseins.

Alles was geschieht, hat tiefere Zusammenhänge und wir Menschen entwickeln uns aus einem Wechselspiel aus eigenem Verhalten und äußeren Umwelteinflüssen. Unsere Gedanken, Empfindungen und Erfahrungen prägen unser Bewusstsein und damit auch unsere Gesundheit. So schaut im Spiegel des Lebens immer nur das raus, was wir rein geben. Wir sind das genaue Spiegelbild unseres Bewusstseins. Wir selbst modellieren mit jedem Gedanken und jeder Empfindung unser Bewusstsein und somit sind wir, was wir denken und fühlen. Gedanke für Gedanke formen wir unser Bewusstsein und damit unsere Gesundheit.

Wenn wir Gesundheit in unserem Bewusstsein haben, verfestigt sich diese Gedankenenergie und zieht Gesundheit an. Gleichartige Gedanken verstärken immer mehr den ursprünglichen Gedanken und wirken mit einer energetischen Kraft, die wir uns kaum vorzustellen vermögen. Gedanken erzeugen Bilder, Empfindungen, Emotionen und Gefühle, welche wiederum gleichartige Gedanken und Empfindungen anziehen und verstärken. Gedanken wiederum, die starke und heftige Empfindungen hervorrufen – egal ob wir diese als negativ oder positiv empfinden – verwirklichen sich, wie durch einen Turbolader beschleunigt, sehr schnell in unserem Leben.

Jeder von uns hat eine ganz bestimmte Sichtweise und individuelle Lebensanschauung. Diese ist geprägt von unseren Gedanken, Empfindungen und Erfahrungen, welche unsere Überzeugungen bilden. Von diesem Selbstbild, welches wir von uns selbst und unserem Leben haben, sind wir überzeugt und diese Überzeugung ist ständig in unserem Bewusstsein. Diese Überzeugungen können wir auch nicht von heute auf morgen ändern. So sprechen Patienten sehr oft destruktiv mit sich selbst und anderen. Sie zweifeln an ihrer Genesung und diese destruktive Einstellung verwirklicht sich. Dies führt zu einem destruktiven, krankmachenden Kreislauf, aus dem viele Menschen nicht mehr herauskommen. Jeder Patient hat eine ihm vernünftig erscheinende Krankheitsanschauung. Auch wenn sie an und für sich falsch sein mag, für ihn bleibt sie wahr und richtig und gestaltet damit seine Gesundheit oder seine Krankheit.

All unsere bisherigen Gedanken formten unser Selbstbild und unsere Überzeugungen und damit unser bisheriges und jetziges Bewusstsein. Wir können also in diesem Augenblick nur so gesund sein, wie wir jetzt gerade sind. Wir sind das Ergebnis unserer Gedanken, Emotionen, Erfahrungen und Überzeugungen.

Deshalb Vorsicht! Wir dürfen nicht einfach an Dinge glauben, die wir gar nicht begreifen. Glauben, ohne zu begreifen, führt uns auf Irrwege und verkompliziert unser Leben. Wir müssen die Dinge hinterfragen und uns von ihrem Wahrheitsgehalt überzeugen.

Keiner weiß, woher unsere Gedanken und Gefühle kommen und wohin sie gehen. Sie sind einfach da. Sie fliegen uns zu und genauso schnell sind sie auch wieder weg. Wir wissen jedoch, dass Gedanken und Gefühle Energieströme sind und damit der universellen Quelle, der göttlichen Urkraft unseres

Schöpfers entspringen. Diese schöpferische Energie, diese Urkraft geht seinen Weg und findet immer Resonanz. Egal, was wir denken, wir finden immer Resonanz. Deshalb kommen gleiche oder ähnliche Gedanken und Gefühle immer wieder zu uns zurück. Deshalb werden auch eher diejenigen Menschen krank, die sich überängstlich und vorsichtig verhalten. Deren Gedanken und Gefühle kreisen bereits lange Zeit vorher um eine Erkrankung. Angst prägt ihr Bewusstsein und dies spiegelt sich sehr schnell in ihrem Leben.

Ängstliche Gedanken blockieren unsere Energie und drücken uns nieder. Die damit verbundenen Empfindungen können zur Verzweiflung und Depression führen. Wir sind wie gelähmt und können keinen klaren Gedanken mehr fassen. Ängstliche Gedanken entstehen aus mangelndem Selbstvertrauen. Wir fürchten uns vor einer Erkrankung welche irgendwann einmal in der Zukunft passieren könnte. Wir vertrauen weder unseren eigenen Heilkräften, noch darauf, dass unser Schöpfer uns trägt. Unsere Furcht wird dadurch immer größer und wir lenken unsere ganze Energie darauf, wie wir uns vor Erkrankung schützen können.

Wir sind also überzeugt davon, dass wir krank werden können und schon ziehen wir diese Erkrankung an, vor der wir uns fürchten. So ist es nicht verwunderlich, dass viele Dinge, vor denen wir uns fürchten, Wirklichkeit werden. Wir sind überzeugt davon, dass das, wovor wir uns fürchten, tatsächlich geschehen kann. Dieser Gedankengang verdichtet sich weiter und so sind wir auf dem besten Weg, unsere Leiden - real werden zu lassen.

Gelassenheit und Gottvertrauen zeichnet diejenigen aus, denen wenig oder gar nichts passiert. Diese Menschen vertrauen ihrem Schöpfer und ihrer eigenen schöpferischen Kraft. Ihre Einstellung ist auf Vertrauen aufgebaut und damit spiegelt sich in ihrem Leben das, was in ihrem Bewusstsein ist.

Lassen wir los und vertrauen wir der schöpferischen Kraft Gottes. Lenken wir unsere Energie auf Gott und schenken wir ihm unsere volle Aufmerksamkeit. So lösen wir uns von allen Ängsten und Sorgen. Sagen wir ja zum Leben und aktivieren wir dadurch unsere schöpferische Kraft.

Doch leider ist dies gar nicht immer so einfach. Es sind unzählige schädliche, zerstörerische Gedanken im Umlauf, weshalb es viel einfacher ist, in das allgemeine Klagelied der Menschen einzustimmen.

Gleiches zieht Gleiches an, weshalb sich schädliche wie auch positive, aufbauende Gedanken anziehen. Da wir auf mehr schädliche, wie positive Gedanken treffen, ist es normal, dass wir uns mit diesen beschäftigen.

Lösen wir uns deshalb von diesen destruktiven, schädlichen Gedanken. Richten wir einfach unsere Aufmerksamkeit auf diesen, jetzigen Augenblick. Konzentrieren wir uns auf unseren Schöpfer und bedanken wir uns bei ihm, für das, was er uns jetzt gerade schenkt.

Lenken wir unsere Gedanken auf Gott und die ganze Pracht und Herrlichkeit unseres Universums wird sich vor uns entfalten.

HERR, DEIN WILLE GESCHEHE!
So lösen wir alle Blockaden auf.

HERR, DEIN WILLE GESCHEHE!
So hören auch unsere Leiden auf.

Wir unterwerfen uns freiwillig dem Willen Gottes, weil unsere Gedanken und Gefühle die Kraft unseres Schöpfers in sich tragen. Wir machen uns frei, in dem wir ehrlich das wollen, was Gott uns schenkt.

Herr, dein Wille geschehe! So lösen sich alle deine Probleme auf. Jegliche Art von Energieblockade löst sich auf und deine schöpferische Kraft kann frei fließen.

Es geht in unserem Leben einzig und alleine darum, unsere Energie, die schöpferische Kraft Gottes frei fließen zu lassen. Werde auch du dir deiner göttlichen Heilkraft bewusst. Du bist, was du in deinem Bewusstsein bist.

Je mehr du dein Bewusstsein erweiterst und je höher deine Schwingungen sind, desto eher kannst du dich von den schweren Verbindungen deiner Krankheiten lösen. Du bist der Baumeister deines Lebens. Die schöpferische Kraft Gottes reagiert auf Liebe und Dankbarkeit. Löse dich deshalb von jeglichem Mangeldenken und sei vielmehr dankbar für alles, was die Schöpfung dir schenkt. Liebe alles, was jetzt ist. Das ist perfekte, vollkommene Schöpfung. Das ist das Heil, das ist Gesundheit.

Lenke deine Gedanken auf deine Gesundheit, auf den Überfluss, auf die Liebe und sei dankbar für alles, was ist. So bist du ein Schöpfer der Gesundheit innerhalb unserer Schöpfung. Wer sich dieser schöpferischen Kraft bewusst ist, weiß, was er will. Doch Gesundheit erreichen wir gemäß dem Gesetz der Polarität nicht auf dem direkten Weg, sondern nur über dessen Gegenpol, die Krankheit. Wir erkennen, dass Krankheit und Gesundheit die zwei Pole unseres körperlichen Befindens sind. Wir könnten Gesundheit gar nicht denken, wenn wir nicht auch die Krankheit kennen würden. Wer sich auf Gesundheit fixiert, erreicht durch seine Fixierung meist das Gegenteil. Unsere Schöpfung lässt sich nicht kontrollieren. Das Gesetz unserer Schöpfung ist nicht manipulierbar. Loslassen ist die Lösung! Löse dich von deinen Krankheiten! Löse deine Energieblockaden auf! Höre auf zu kämpfen! Kampf ist Krampf! Löse deinen Energiestau auf und lebe leicht, locker und in Freude!

Ich bin gesund. Ich bin heil. Ich bin ruhig und gelassen. Ich bin froh. Ich bin frei. Ich bin Freude. Ich bin fit. Ich bin herrlich. Ich bin eins mit allem was ist. Ich bin glücklich. Solche Identifikationen erzeugen Gesundheit. Liebe diese wundervolle Schöpfungskraft und identifiziere dich mit ihr. So erzeugst du den Fluss deiner Energien und du bist gesund. Gesundheit ist normal. Also sei gesund!

Trägst du diese Identifikation in dir? Kannst du voller Überzeugung sagen: Ich bin gesund. Ich bin heil. Nein? Dann ändere umgehend dein Selbstbild! Sei gesund! Sei heil!

LIEBEN – LEBEN

Wir haben immer die Sehnsucht in uns nach dem *eins sein* des Lebens. Das ist unser Urtrieb und danach streben wir seit Anbeginn unserer Zeit bis in alle Ewigkeit. Bei unserem Übergang ins Jenseits verschmelzen wir zu *allem in allem was ist*. Zur Ur-Liebe Gottes, die alles mit allem verbindet und einfach liebt, weil sie Liebe ist.

Diese reine, bedingungslose Liebe ist ständig im Fluss und so lange wir sie nicht blockieren, sind wir ständig in ihr eingebettet. Gottes bedingungslose Liebe ist mit uns verschmolzen. Befreie diese göttliche Liebe, indem du dich selbst, deinen Schöpfer und seine Schöpfung liebst. Liebe dich selbst und es fließt neue Liebe nach. Liebe Gott und es fließt göttliche Liebe nach. Liebe die Schöpfung und du schwimmst in einem Meer göttlicher Liebe!

Liebe, liebe, liebe! So bist du im Fluss des Lebens. Liebe, und die Liebe wächst. Liebe das Jetzt! Liebe diesen jetzigen, unwiederbringlichen Augenblick! Liebe deinen Atem, er schenkt dir das Leben! Liebe dein Herz, es pumpt für dich! Liebe deine Augen, sie sehen für dich! Liebe deine Familie, sie lebt auch für dich! Liebe deine Arbeit, sie bringt dir Wohlstand! Liebe, liebe, liebe! So bist du göttlich!

Das Glück, welches du suchst, findest du nur in dir selbst. Höre auf zu suchen und sei glücklich. Identifiziere dich mit der Liebe und liebe! Die Liebe macht dich gesund und glücklich. Entsprechend den Energiewirkungsgesetzen kann sich die Liebe nur vermehren, wenn sie eingesetzt wird. Wenn du nicht liebst, so blockierst du deren Fluss. Wenn du liebst, so vermehrt sich die Liebe und fließt in fortwährender Fülle.

Leider leben zu viele Menschen in einem Mangel an Liebe, weshalb sie krampfhaft im Äußeren nach Liebe und Anerkennung suchen. Doch der Sinn unseres Lebens ist: Gesundheit, Glück, Freude, Frohsinn und Lebenslust in uns selbst zu erschaffen. Es geht also zunächst einmal darum, dich selbst zu lieben. Denn wenn du dich selbst nicht liebst, wie willst du dann andere lieben können? Wenn du dich selbst, deinen Körper, deinen Geist, dein Leben liebst und dennoch nicht krampfhaft daran klebst, signalisierst du deinem Bewusstsein Fülle. Liebe erzeugt Liebe, entsprechend dem Gesetz vom Säen und Ernten. Löse dich vom Mangel und öffne dich der Fülle des Lebens. Erkenne, dass dein Glück, deine Lebensfreude und deine Lebenslust von deiner Fähigkeit, zu lieben abhängt. Es geht einfach darum, zu erkennen, in welch' grandiosem Reichtum du *HIER und JETZT* lebst. Du lebst in einer Fülle von herrlichen Gedanken und Gefühlen, sofern du es möchtest. Du lebst in liebevollen Beziehungen, sofern du es möchtest. Du bist gesund, sofern du es möchtest. Du lebst in einer wundervollen, prächtigen Natur und ihre ganze Pracht und Schönheit steht dir zur Verfügung. Du lebst auf einem fantastischen, grandiosen Planeten, der auf wunderbare Art und Weise durch das Universum schwebt. Du selbst bist ein Wunderwerk der Schöpfung, vollkommen und göttlich, sofern du es möchtest.

Doch was tust du die meiste Zeit? Bist du dir wirklich bewusst, in welcher Pracht und Herrlichkeit du lebst? Bist du dankbar, dass du diese Fülle und diesen Reichtum in und um dich hast? Oder bist du derjenige, der ständig im Mangel lebt und jammert? Denke daran, du bekommst immer nur das, was bereits in dir vorhanden ist. Ich bin gesund. Ich bin fit. Mit diesem Bewusstsein befindest du dich mitten im Wohlstand und in der Fülle des Lebens. Pflücke Gesundheit, indem du dich gesund und wohl fühlst. Bleibende Gesundheit entsteht durch die Liebe zur Gesundheit. *„Ich bin gesund"* ist die Kraft der Liebe, die eine vollkommene Verbindung schafft.

„Ich bin frei" ist eine ebenso große Kraft, um nicht an der Krankheit kleben zu bleiben. Denn die Krankheit soll nicht über dich herrschen, sondern du

über sie. Sei frei! Sei frei und kette dich nicht an Krankheit. So verliert das Kranksein jegliche Macht und du bist wahrlich gesund! Das Glück des Lebens ist:

ALLES zu lieben, was HIER und JETZT ist!

Liebe also deine Gesundheit. Liebe es, mit Leichtigkeit und Freude zu leben. Liebe es, zu hören, zu sehen, zu riechen, zu schmecken und zu fühlen. Unser Leben ist ein stetiger Fluss von Energien. So lange wir diesen Fluss unserer Energie nicht blockieren, sind wir gesund. Dies erreichen wir durch die Liebe. Das, was wir lieben, fließt. Also liebe *alles*, was *HIER und JETZT* ist!

Krankheit und Leiden entstehen, wenn die Liebe fehlt und Hass und Abneigung überwiegt. Und wer sich selbst nicht liebt und unzufrieden mit sich selbst und seinem Leben ist, der lehnt sich und seine eigene Göttlichkeit ab. Dadurch zieht er – gemäß dem Gesetz – automatisch ablehnende Energien an und dies wiederum spiegelt sich in seinem gesamten Umfeld. Ein fröhlicher, sich selbst liebender Mensch, zieht fröhliche und liebevolle Menschen an und erhält Liebe und Anerkennung. Dies führt wiederum zu einer kettenreaktionsartigen Spirale aus liebevollen Beziehungen. Wer deshalb die Kunst der

Liebe lernen möchte, der muss sich zunächst selbst und damit Gott lieben lernen. Dies erreichst du, indem du dich in das HIER und JETZT fallen lässt. Denke nicht mehr an gestern und nicht an morgen, sondern nur an diesen jetzigen Augenblick. Erfreue dich deines Körpers. Freue dich, dass du sehen, hören, fühlen kannst. Freue dich, dass du denken, phantasieren, kreieren kannst. Ja, freue dich, dass du gesund bist. Dass du keine Schmerzen hast. Spüre und fühle, wie gut dir dies tut. Liebe dich und dein herrliches Leben.

Alles fließt. So kann sich auch in deinem Leben ständig alles ändern. Deshalb liebe diesen Augenblick so, wie er JETZT ist, denn die Liebe ist das größte Geschenk Gottes. Die Liebe macht frei und ist der direkte Weg zur Gesundheit. Es liegt alleine an uns, ob wir diesen Signalen der Liebe nachgehen oder ob wir lieber unseren menschlichen Schwächen nachgeben.

Ein Mensch mit allen Reichtümern dieser Erde wäre unglücklich, wenn er die Liebe nicht hätte. Nur die Liebe zu einem Menschen, zu einem Tier, zu einer Aufgabe, zu Gott und seiner Schöpfung bringt Licht, Wärme und Glück in unser Leben. Und diese reine, wahre und bedingungslose Liebe brauchen wir nicht zu erklären.

Jeder Mensch fühlt sie tief in seiner Seele schlummern. Diese Liebe ist die wertvollste Energie unseres Lebens. Das, was wir lieben, hat unsere volle Aufmerksamkeit und Beachtung. Das, was wir lieben, wächst und gedeiht. Die Liebe ist deshalb die Grundlage für unsere Gesundheit.

Das große Geheimnis der Gesundheit liegt deshalb nicht ausschließlich in einer gesunden Lebensweise begründet, sondern darin, dein Leben in tiefer, inniger Dankbarkeit und Liebe zu erleben.

<u>Motto</u>:

Ich liebe mich und meine Gesundheit!

Gesundes Denken

Unsere Gedanken, Empfindungen und Erfahrungen prägen unser Bewusstsein und damit unser Leben. Gedanke für Gedanke formen wir unser Bewusstsein und damit auch unser körperliches Wohlbefinden.

Hierzu bedarf es keiner Mühe und Anstrengung, denn dieses Schöpfungsgesetz funktioniert selbstständig. So wie unser Atmen von selbst erfolgt, so folgt auch unser reales Leben unserem inneren Bewusstsein. So wie unser Herz von selbst schlägt, so folgt auch unsere Gesundheit unserem Selbstbild. Mache dich also frei von der Vorstellung, dass alles in unserem Leben schwer und anstrengend sein müsste. Das Gegenteil ist der Fall. Unser Leben folgt ganz von selbst dem schöpferischen Gesetz. Wir sind, was wir denken und fühlen. Alles, was wir sind, entspringt unserem Bewusstsein. Ob wir wollen oder nicht. Unser reales Leben folgt unserem Bewusstsein. Das, wovon wir aus tiefstem Herzen überzeugt sind, ist unser Selbstbild und dieses Selbstbild, diese Wahrheit über uns selbst, verwirklicht sich in unserem realen Leben von selbst. Diese vollständige Identifikation mit unserem Selbstbild ist der Schlüssel, um unsere Gesundheit so zu erschaffen, wie wir es möchten.

Dies geschieht ohne Mühe und Anstrengung, ganz von selbst. Allerdings müssen wir uns darüber im Klaren sein, was wir tatsächlich möchten. Wir Menschen haben die natürliche Neigung, uns mit so vielen oberflächlichen Dingen zu beschäftigen, dass wir vergessen, was wirklich richtig und gut für uns ist. Wir möchten gesund sein, beklagen aber gleichzeitig jedes kleine Leiden.

Wir wünschen uns einen aktiven, fitten Körper, rauchen aber gleichzeitig oder trinken Unmengen Alkohol. Wir möchten in vollkommener Gesundheit leben und beschäftigen uns dennoch stets mit den ungesunden Dingen des Lebens. Wir identifizieren uns nicht mit Gesundheit, Wohlbefinden und der energetischen Natürlichkeit unseres Lebens, sondern wir beschäftigen uns mit dem Mangel an Gesundheit und Fitness. Wir beklagen uns über jede Müdigkeit, sind jedoch nicht bereit, lange genug zu schlafen. Wir identifizieren uns nur mit der Ernte, statt zu säen. Und genau das werden wir dann auch ernten. Mangel, statt Überfluss! Das Gesetz des Lebens besagt, dass ich nur das ernten kann, was ich zuvor gesät habe. Wenn ich mich mit Krankheit identifiziere, kann keine Heilung in mein Leben treten. Doch genau dies tun die meisten Menschen unentwegt. Sie beklagen sich ununterbrochen über ihre Leiden, anstatt ihren wahren Reichtum an

Gesundheit zu erkennen. Sie beklagen ihr Kopfweh oder sonstige Befindlichkeiten, anstatt ihre Gesundheit zu achten. Selbst bei größeren Leiden funktioniert doch der Körper noch immer auf wunderbare und vollkommene Art und Weise. Jede Wunde heilt mit der Zeit von selbst, wenn wir unsere Selbstheilungskräfte nicht blockieren. Das Leben ist so einfach und klar, wenn wir es uns nicht immer selbst so schwer machen würden. Alles funktioniert auf vollkommene Art und Weise von selbst. Gott hat mit seinem Gesetz und seiner schöpferischen Kraft ein so wundervolles Werk erschaffen und nur die wenigsten Menschen wissen dies wirklich zu schätzen.

Ohne unser eigenes Zutun, also von selbst wurden wir gezeugt. Von selbst wuchsen wir im Mutterleib heran und von selbst erblickten wir das Licht dieser Welt. Und von selbst realisiert sich noch heute unser Leben entsprechend unserem Bewusstsein. Alles geschieht entsprechend Gottes Gesetz von selbst. Ohne unser Zutun wirkt und lebt unser Körper. Die gesamte Schöpfung existiert, lebt und wirkt ohne unser Zutun. Doch wir Menschen mischen uns ständig ein. Statt unsere Energie fließen und wirken zu lassen, unternehmen wir alles Mögliche, um diese schöpferische Kraft zu blockieren.

Beobachte die Schöpfung und erkenne die Leichtigkeit des Lebens. Alles funktioniert auf wunderbare Art und Weise. Von der kleinsten Körperzelle bis zu den unendlichen Weiten unserer Galaxien wirkt die schöpferische Kraft Gottes auf vollkommene Art und Weise. Je weniger wir uns dieser Wirkungsweise entgegenstellen und je freier wir diese schöpferische Kraft fließen lassen, desto vollkommener, leichter und gesünder ist unser Leben.

Wenn wir gesund und vital sein möchten, sind krankmachende Gewohnheiten schädlich. Aus diesem Grunde ist es wichtig, dass wir unsere Denk- und Handlungsgewohnheiten überprüfen und uns ihrer bewusst werden. Die Macht der Gewohnheit zeigt sich an einfachen Beispielen. Trinke heute einmal einen Tee, anstatt des gewohnten Kaffee. Gar nicht so einfach, weil wir es nicht gewohnt sind. Sofort meldet sich unser Verstand zu Wort und führt tausend Gründe auf, warum wir weiterhin unseren geliebten Kaffee trinken sollen. Wir Menschen verfallen fortlaufend in unsere gewohnten Gedankenschemata und damit versperren wir unseren wahren Zugang zu unserer wahren Gesundheit. Jeder Gedanke und jede Empfindung zieht gleiche oder ähnliche Gedanken und Empfindungen an. So entstehen Glaubenssätze und

Überzeugungen, die dann außerhalb unserer bewussten Kontrolle stehen. So lange du gesund und vital bist, ist dies ja auch gut und richtig. Sobald du krank bist und leidest, wird es wichtig, deine Überzeugungen und Glaubenssätze zu entrümpeln, um ein neues, befreites und gesundes Bewusstsein zu erlangen. Neue Denkmuster, Überzeugungen und Glaubenssätze entstehen durch kontinuierlich neue Gedanken und Empfindungen. Dieses neue Bewusstsein zieht neue Gedanken und Empfindungen an und wir erweitern unser Bewusstsein, bis wir mit unserer körperlichen Gesundheit verschmolzen sind. Unsere Gesundheit wird von Überzeugungen und Glaubensätzen bestimmt. Wir sind fähig, durch Aufmerksamkeit und Wachsamkeit, neue Überzeugungen und Glaubenssätze anzunehmen, um ein allzeit glückliches, gesundes und vitales Leben zu führen.

Täglich gehen uns durchschnittlich 60.000 Gedanken durch den Kopf. Mit einigen dieser Gedanken beschäftigen wir uns immer und immer wieder und so entstehen Denkgewohnheiten. Es gibt Zeit-genossen, die haben die Fähigkeit entwickelt, sich ständig nur mit Mangel und Krankheit zu beschäftigen. Und dann wundern sie sich, dass sie mit genau diesen Lebensumständen zu kämpfen haben.

Das Fatale hierbei ist, dass dies den meisten Menschen nicht bewusst ist. Und selbst diejenigen, die diese Gesetzmäßigkeit erkennen, wenden sie oftmals falsch an. Einfach deshalb, weil sie in ihren Denk- und Handlungsgewohnheiten gefesselt sind. Unser Bewusstsein ist die schöpferische Kraft, welche unsere Gedanken und Gefühle und damit unsere Überzeugungen in unserem realen Leben manifestiert. Wenn wir also wach, aufmerksam und bewusst leben, sind wir glücklich und gesund. Denn alles, was unser Bewusstsein für real hält, wird sich manifestieren. So wirkt die schöpferische Kraft Gottes.

Alles, was in unserem Leben passiert, existiert zuvor in unserem Bewusstsein. Alles, was unser Bewusstsein für möglich und wahr hält, kann passieren. Deshalb sind schöpferische Gedanken und Liebe zu uns selbst, die Grundlage für ein gesundes und glückliches Leben. Wir erschaffen unsere Gesundheit in jeder Sekunde neu. Ganz gleich, ob uns dies bewusst ist oder nicht. Im Grunde genommen tun wir unser gesamtes Leben nichts anderes, als ständig unser Leben neu zu erschaffen. Unser gesamtes, reales Leben ist ein kosmisches Meer aus Energie, geformt und formbar durch die schöpferische Kraft unseres Bewusstseins.

Das ganze Universum ist ein sich selbst erschaffendes Bewusstsein. Es wird durch die schöpferische Kraft Gottes erzeugt und gespeist. Dieses Bewusstsein ist die einzige wahre, sich ständig selbst erschaffende Realität. Somit sind wir die Schöpfer unserer Umstände, unserer Realität und damit unseres Lebens. Unsere Gedanken und Empfindungen bilden unser Selbstbild und damit unsere Überzeugungen. Und dieses Selbstbild wiederum hat die Macht, Krankheit oder Gesundheit zu erschaffen.

Jeder Gedanke hat eine eigene Frequenz und eine Schwingung, welche gleiche oder ähnliche Gedanken mit gleicher Frequenz oder Schwingung anzieht. Gedanken sind immer schöpferisch! Das ist Gesetz! Deshalb können wir nur das denken, fühlen und erschaffen, was bereits in uns vorhanden ist. Öffnen wir unser Bewusstsein, damit wir neue, gesunde Gedanken anziehen. Lass dich nicht von den Umständen beherrschen, sondern erschaffe dir immer perfektere Ursachen, um ein herrliches, gesundes Leben zu erschaffen. Erkenne, dass du der Schöpfer deiner Gesundheit bist. Erkenne aber auch, dass du der Schöpfer deiner Schmerzen und Leiden bist. Erkenne, mit was du dich verbindest. Identifizierst du dich mit Gesundheit, Vitalität, Liebe, Dankbarkeit, Lebensfreude und Lebenslust?

Oder identifizierst du dich eher mit Krankheit, Unzufriedenheit, Mangel und Unglück? Gehörst auch du zu den Menschen, die das Jammern und das Wehklagen lieben und sich eher mit ihrem Fernseher oder ihrem PC identifizieren, als mit ihrer Gesundheit?

Du bist ein schlafender Gott. Durch dein Bewusstsein bist du der Schöpfer deines Lebens. Lege deine dir selbst auferlegten Begrenzungen ab und befreie dein Bewusstsein von allen Beschränkungen. Erfülle Gottes Wille, indem du zum bewussten Schöpferwerkzeug deines Herrn wirst.

Jeder Mensch hat mehrere Identifikationen (Überzeugungen) und es ist einfach entscheidend, mit welchen Gedanken, Empfindungen, Handlungen, Personen oder Dingen du dich identifizierst. Die alles entscheidende Frage lautet: Was, wer oder wie bist du? Welches Selbstbild hast du von dir und deiner Gesundheit?

Durch klare und bewusste Beobachtung erkennst du dein wahres Selbst und erschaffst dir das Leben, was du in deinem Bewusstsein bereits bist. Bist du gesund?

Wenn du dich mit Gesundheit noch nicht identifizieren kannst, so ist dies nicht schlimm. Die Liebe zu dir selbst ist der beste Weg, um ein gesundes und glückliches Leben zu erschaffen. Finde heraus, wer du bist und identifiziere dich vollständig und vollkommen mit deiner Gesundheit. Identifizierung ist Vereinigung, ist Liebe. Nicht mehr du und ich, sondern ich liebe mich und dich. Das ist die Auflösung der Trennung zum wahren **eins** sein.

Erhebe dich über die Materie, indem du dich auf die immaterielle, energetische Ebene begibst. Erhebe dich über deinen Verstand und verbinde dich mit deinem innersten, göttlichen Kern.

Albert Einstein sagte: „Der Mensch ist ein Teil des Ganzen, welches wir Universum nennen, ein in Zeit und Raum begrenzter Teil. Er erfährt sich selbst, seine Gedanken und Gefühle, als vom Rest getrennt – eine Art optische Täuschung seines Bewusstseins. Diese Täuschung gleicht einem Gefängnis für uns. Sie beschränkt unsere persönliche Sehnsucht und Zuneigung zu unserem Nächsten. Es muss unsere Aufgabe sein, uns aus diesem Gefängnis zu befreien, indem wir den Kreis unseres Mitgefühls erweitern, sodass er alle Lebewesen umfasst und die gesamte Natur in all ihrer Schönheit."

In diesem Augenblick des vollkommenen **eins seins** bist du vollständig heil, ganz und gesund.

MANTRA

Ich bin göttlich.
Ich bin eins mit allem was ist!

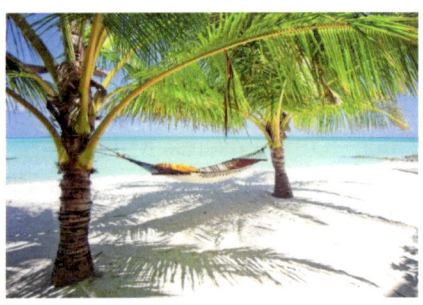

Gefühle

Das Wunder der Gefühle ist eine sinnliche Wahrnehmung unseres Körpers. Wir sehen, hören, riechen, schmecken, fühlen und spüren. Unser „sechster Sinn" ist ebenso einbezogen und wird als „vage Ahnung" oder als „Intuition" wahrgenommen.

Gefühle sind Wahrnehmungen unseres Bewusstseins, welche unser Körper in Stimmungen umwandelt. So bestimmt das, was wir denken, auch das, was wir fühlen. Gefühle sind ein Stimmungsbarometer, der mir zeigt, ob ich richtig und in der Gegenwart lebe.

Was ist Wut? Wut ist ein Gefühl der Aggression, weil etwas nicht so geschieht oder funktioniert, wie ich dies gerne hätte. Der Gegenpol der Wut ist das Glück.

Wut Ärger Erregung Ruhe Wohlsein Freude Glück

Bei der Wut handelt es sich lediglich um den Gegenpol des Glücks. Wut ist nichts Böses und nichts Schlechtes, sondern äußerst wertvoll für unsere Entwicklung.

So wie aus Glück sehr schnell Wut werden kann, so schnell kann auch aus Ärger und Wut wieder Freude und Glück werden. Beide Pole befinden sich auf der gleichen Gefühlsskala und wir können selbst beeinflussen, mit welchen Gefühlen wir uns verbinden.

Beispiel: Wir sind mit dem Auto unterwegs. Plötzlich überholt uns ein Fahrzeug mit deutlich überhöhter Geschwindigkeit und schneidet uns beim Einscheren, so dass es fast zum Unfall kommt. Aus unserem bisherigen Wohlbehagen oder Gefühlsruhestand entsteht Erregung. Unser Adrenalinpegel steigt und wenn wir es nun zulassen, schwingt unsere Erregung über Groll, Ärger, Zorn bis hin zur unbändigen Wut. Dies geschieht ausschließlich und allein über unsere Gedanken. Wenn wir bei diesem gefährlichen Verkehrsereignis denken: so ein Blödmann, kann der nicht aufpassen und ihm sogar den Vogel zeigen, so steigt unser Gefühl auf der Gefühlsskala Richtung Ärger und Wut. Denken wir jedoch: der hat es so eilig, weil er pünktlich zu einem Termin kommen muss, so ist die Gefahr sehr gering, dass unsere Erregung weiter gen Wut steigt. Wir beruhigen uns und kehren in einen Zustand des Wohlbehagens zurück. Plötzlich begegnet uns ein guter Bekannter und blinkt mit der Lichthupe und winkt uns freundlich lächelnd zu. Wir freuen uns darüber und unsere Gefühlsskala schwingt augenblicklich Richtung Freude und Glück. Stell dir nun vor, du hättest dich etwas länger über den dich überholenden Verkehrsrüpel geärgert. Hättest du den dich freundlich zuwinkenden Bekannten überhaupt wahr-genommen? Oder wärst du gedanklich weiterhin bei deinem Verkehrsrüpel und dem damit verbundenen Ärger?

Du selbst kannst deine Gefühle auf der Gefühlsskala von Wut und Ärger, nach Freude und Glück verschieben, indem du dir deiner Energien und deren Wirkungsweise bewusst wirst. Beachte und beobachte deine Gefühle. So kannst du größtmöglichen Einfluss auf deine Gefühlsenergien nehmen.

Was ist Hass? Hass ist der Gegenpol von Liebe. Auch die Pole, Liebe und Hass befinden sich auf der gleichen Gefühlsskala und wir können Liebe in Hass und genauso Hass in Liebe verwandeln. Einfach, indem wir unseren Gedanken Aufmerksamkeit schenken und die richtigen Gedanken denken.

Hass Feindschaft Abneigung Zuneigung Hingebung Liebe

Identifizierst du dich mit Rache-, Hass- und Abneigungsgefühlen, so wirst du auch immer wieder solche Gedanken und Gefühle anziehen. Identifizierst du dich jedoch mit Liebe, Anerkennung und Zuneigung, so wirst du glückliche und erfreuliche Beziehungen erleben. Wer seine Aufmerksamkeit jedoch fortlaufend auf die Pole Hass, Feindschaft, Wut und Ärger richtet, wird an Körper, Geist und Seele krank.

Gott ist die Liebe in seiner Urform. Identifiziere dich also mit Gott und deinem innersten Kern und du wirst größtmögliche Vitalität und Lebenslust erleben. Du bist gesund. Es liegt alleine an dir, welchem Pol du deine Aufmerksamkeit schenkst und mit welchen Gefühlen du dich identifizierst.

Du kannst dir dein Wohlbefinden selbst erschaffen, indem du deine Aufmerksamkeit auf deine schöpferische Kraft richtest.

krank leidend schwach kräftig vital fit gesund

Liebe deine Gesundheit, deine Kraft, deine Vitalität, deine Lebenslust und deine Lebensfreude. So bist und bleibst du gesund!

Die Liebe ist ein Gefühl, das sich so wunderbar anfühlt, dass man es für ewig halten möchte. Doch Gefühle sind nicht konstant. Sie verändern sich ständig. Auch Liebesgefühle verändern sich. Das Gefühl, welches der Partner am Anfang der Beziehung in uns hervorgerufen hatte, kann später ein anderes sein. In der ersten Phase der Beziehung, dem Verliebt sein, sind wir sehr berauscht und haben das Gefühl abzuheben. Entsteht aus der Verliebtheit eine Liebe, dann ändern sich die Gefühle und wir fühlen Beständigkeit, Sicherheit und Verbundenheit. Aus dieser Liebe heraus entsteht die bedingungslose Liebe zu *allem was ist.*

Unsere Gefühle sind der Kompass, wie wir richtig und vor allem, gesund leben. Liebe dein Leben und alles, was HIER und JETZT ist von ganzem Herzen. So bist du heil und gesund!

Mantra:

Ich bin fröhlich, heil und vollkommen gesund!

Konzentriere dich auf:

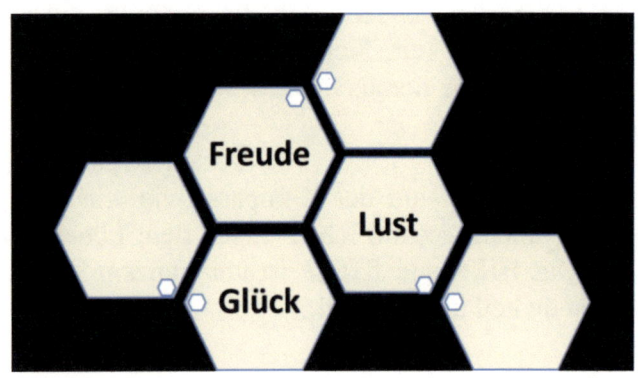

Krankheit - Schicksal oder Chance

Unzählige Menschen haben sich schon den Kopf darüber zerbrochen, ob wir wirklich unseres eigenen Glückes Schmiedes sind, wie es ein altes Sprichwort so schön formuliert. Wie kann es Gott zulassen, dass ein Kleinkind – welches noch gar keinen Einfluss auf sein Schicksal haben kann – bereits schwer erkrankt? Oder warum hat dieses Kind einen Unfall und ist zeitlebens behindert, während das Nachbarkind lebenslange Gesundheit erfährt?

Wir alle sind eingebettet in Gottes ewig wirkende Gesetze. Und eines dieser Gesetze lautet: was der Mensch sät, das wird er ernten! Dadurch sind wir tatsächlich voll verantwortlich für unsere Gesundheit, aber auch für unsere Leiden. Doch was ist nun mit den oben erwähnten Kindern, die noch gar keine Saat säen konnten?

Gott, unser Schöpfer ist der Urquell allen Seins und damit auch der Ursprung und Lenker unseres Schicksals. Doch wir selbst sind verantwortlich dafür, wie wir mit seinem Geschenk umgehen. Wer also seine Energie (Gedanken und Gefühle) in die falsche Richtung lenkt und ständig jammert und unzufrieden ist, der wird entsprechende Gedanken, Gefühle und weitere Schicksalsereignisse erleben.

Derjenige, der seine Aufmerksamkeit und seine Energie in eine positive, aufbauende Richtung lenkt und dankbar ist für das, was ist, der wird ebenso positive, aufbauende Gedanken, Gefühle und Erlebnisse anziehen.

Grundsätzlich haben wir die Wahl: Das Abzulehnen, was geschieht – oder das anzunehmen was Gott uns schickt! Wenn wir eine Erkrankung oder ein Leid ablehnen, so blockieren wir unsere Energie. Wir erkennen nicht die Chance, die im Akzeptieren der Dinge liegt. Wir bleiben daran kleben. So schaden wir uns selbst, weil Gottes Gesetz immer wirkt. So oder so! Lenke deshalb deine Aufmerksamkeit auf Gott und begreife eine Erkrankung oder ein negatives Ereignis als Chance. Nimm dein Schicksal gemäß Ursache und Wirkung an. So kann deine Energie wieder frei fließen und es eröffnen sich dir völlig neue Möglichkeiten.

Es liegt ganz alleine an dir, ob du daraus ein Problem machst oder das, was nicht in deinem Sinne läuft, als ein Geschenk Gottes anzunehmen. Wenn es dir gelingt, auch eine Krankheit als ein Geschenk Gottes anzunehmen, so wirst du dein Leben auf unvorstellbare Weise bereichern. Im Akzeptieren der Dinge liegt die wahre Lebenskunst.

Ob wir die Dinge bejahen oder ablehnen – wir ändern jetzt in diesem Augenblick nichts daran. Sie sind wie sie sind und so wie sie sind. Also warum sich ärgern. Gott hat die Krankheit zu unserem Wohle erschaffen. Ob wir nun erkranken und leiden oder gar einen schweren Schicksalsschlag hinnehmen müssen. So wie es jetzt ist, ist es Gottes Gesetz entsprechend geschehen und damit nicht zu ändern. Also hadern wir nicht länger mit unserem Schicksal! Nehmen wir unser Leben selbst in die Hand und akzeptieren wir das Gesetz, wie Gott es erschaffen hat.

Nutzen wir Gottes Willen, wie er sich durch sein Gesetz offenbart. Alles in unserem Leben hängt vom richtigen Gebrauch unserer göttlichen Energie ab. Befreien wir uns von allem Ballast, von allen Problemen und erkennen wir die Chance, die durch den richtigen Einsatz unserer Energie entsteht. Jeder Augenblick unseres Lebens ist eingebettet in einen göttlichen Plan. „Der Mensch denkt und Gott lenkt" sagt schon eine alte Volksweisheit. Not, Unglück und Krankheit sind für unsere Entwicklung notwendig. Erst durch das Leid können wir unsere Fehler und Irrtümer erkennen. Nur im Erkennen der Wirkungsweise der göttlichen Gesetze können wir die Vollkommenheit unserer Schöpfung erfahren.

Akzeptieren wir Gottes Gesetz und handeln wir nach seinem Willen. *Herr, dein Wille geschehe!* Mit dieser Einstellung wird unser Leben leichter. Wir geben unser Einverständnis zum freien Lauf des Lebens. Dadurch wird eine unglaubliche Energie in uns frei. Wir blockieren nicht länger unsere Lebensenergie. Wir lassen uns treiben im Fluss des Lebens und werden eins mit Gott und seiner Schöpfung. Wir kämpfen nicht länger gegen unser Schicksal an, sondern akzeptieren das, was ist und kommt. Es ist, wie es ist. Jeder Tag ist ein herrlicher Tag, wenn ich ihn so nehme, wie er mir geschenkt wird. Unser Leben ist ein einmaliges Abenteuer und wenn wir es uneingeschränkt bejahen, erfüllt es sich nach Gottes Willen. Wir sind vollkommen einverstanden mit dem, was Gott uns schickt. Die dadurch frei werdende Energie wird auch dich heilen und du wirst in den kleinsten und gewöhnlichsten Begebenheiten deines Alltags eine Kraft finden, die dich in noch unbekannte Sphären des Glücks führen wird.

Die schöpferische Kraft Gottes begleitet uns nach einem bereits seit ewigen Zeiten geltenden Plan. Durch seine Kraft sind wir behütet und nur wenn wir uns von ihr abwenden, beginnen unsere Leiden und Krankheiten. Vertrauen wir dieser schöpferischen Kraft und überlassen wir alles in unserem Leben der Fürsorge Gottes.

Gott weiß besser als wir, was richtig und gut für uns ist. *Herr, dein Wille geschehe.* So werden wir völlig ruhig und leben ausschließlich im *HIER und JETZT.* Wir vertrauen darauf, dass Gott unsere Angelegenheiten gemäß seinem Gesetz regelt. Und dieses, sein Gesetz, wirkt immer. So oder so! Ob wir es kennen oder nicht, ob wir es akzeptieren oder nicht. Es wirkt so oder so! Wir können darauf vertrauen, dass alles entsprechend seinem Gesetz geschieht. Wir können darauf vertrauen, dass die schöpferische Kraft Gottes alles zu unserem Besten regelt, sofern wir uns nicht einmischen und unsere Kräfte blockieren. Der Kraft Gottes bedenkenlos zu vertrauen, heißt zu erkennen, dass man im Leben durch ein erzwingen wollen nichts erreicht. Alles was geschieht, ist weise und gut und dient unserer Schöpfung. Ein jeder Tag sorgt für sich selbst, sofern wir uns nicht einmischen. Sorgen wir uns, so misstrauen wir Gott und damit erreichen wir genau das, was wir nicht wollten.

Wir alle haben die Möglichkeit, uns innerhalb des Gesetzes zu entfalten oder uns selbst zu begrenzen. Herr, dein Wille geschehe, ist also im Grunde genommen eine Vermessenheit. Denn Gottes Wille geschieht so oder so. Ob wir damit einverstanden sind oder nicht. Unser irdisches Dasein wird jedoch um ein Vielfaches leichter und einfacher, wenn wir uns dessen bewusst werden. Erkennen wir, dass Gottes Gesetze immer wirken. So oder so! Ob wir damit einverstanden sind oder nicht. Sie wirken so oder so!

Wir sind durch Gottes Gesetze und seiner in uns wirkenden, schöpferischen Kraft, der Schöpfer unseres Lebens. Alles ist vollkommen, so vollkommen wie Gott selbst. Deshalb ist auch immer alles richtig und gut für uns. Es ist unser Schicksal und gleichzeitig unsere Chance, Gottes Gesetz anzunehmen oder es abzulehnen. Egal, wie auch immer wir uns entscheiden, Gottes Wille (Gesetz) wirkt so oder so! Deshalb:

Herr, dein Wille geschehe!

Streiten wir nicht darüber, ob es einen freien, menschlichen Willen gibt oder nicht. Seit langer Zeit beschäftigen sich Hirnforscher, Wissenschaftler und Philosophen mit diesem Thema. Beleuchten wir dieses Thema einmal aus folgender Sicht.

Unser menschlicher Wille ist reine Energie, welche ausstrahlt, Resonanz findet, sich verdichtet und dann nach Verwirklichung strebt. Dieser, unser vermeintlich freier Wille, wird uns als schöpferische Kraft Gottes zur Verfügung gestellt.

Gott nimmt also fortlaufend Einfluss auf unsere Gedanken und Gefühle und damit auf unser Leben. Diese Universalenergie, welche uns und das Universum erschaffen hat, wirkt als Gottes Wille in seiner gesamten Schöpfung und weit darüber hinaus. Es ist somit Gottes Wille, dass wir diese, seine schöpferische Kraft nutzen, um zu erkennen, was er von uns möchte. Wir Menschen wollen jedoch immer Herr unseres Schicksals und selbst für unser Leben verantwortlich sein. Dies ist typisch Mensch. Doch damit lenken wir unsere Energie meistens in die falsche Richtung. Wenn wir etwas wollen, sind wir unzufrieden mit dem, was *HIER und JETZT* ist. Wir sind unzufrieden mit dem, was Gott uns schickt. Wir lenken damit unsere gesamte Energie auf die Zukunft und wir wünschen uns eine andere, verbesserte Situation. Wir trennen uns damit von Gott und seiner Schöpfung. Wir trennen uns vom *HIER und JETZT*. Unsere Energie wird umgehend blockiert, weil wir unzufrieden sind, mit dem was *HIER und JETZT* ist. Unser menschlicher Wille erfüllt sich jedoch nur dann, wenn wir felsenfest davon überzeugt sind, dass wir gesund sind und bleiben. Wenn wir jedoch fest davon überzeugt sind, dass wir gesund sind und bleiben, so benötigen wir unseren Willen doch gar nicht mehr. Wir sind dann ja überzeugt davon, dass wir gesund sind und bleiben. Wir können dann der Zukunft gänzlich freien Lauf lassen, weil wir wissen, dass sich die erwünschte Gesundheit von selbst erschafft. Unsere Überzeugung, dass wir gesund sind, spiegelt sich durch unser Bewusstsein und Gesundheit manifestiert sich von selbst in unserem Leben. Kommen wir jedoch irgendwie zu der Überzeugung, dass wir krank werden könnten, so lehnen wir uns dagegen auf. Wir wollen mit all unserer Macht die Krankheit verhindern und Gesundheit erzwingen. Wir wollen die Gesundheit erzwingen, weil wir überzeugt davon sind, dass wir krank werden. Die Folge davon ist, dass sich Krankheit einstellen wird, weil diese Überzeugung in unserem Bewusstsein vorherrscht. Genau das, was wir verhüten wollten, tritt ein. Krankheit wird sich in unserem Leben manifestieren. Dies führt zu Schmerzen und Leiden und diese wiederum zu Furcht, Unruhe, Sorgen, Unzufriedenheit, Begierde, Neid, Zorn und Hass, weil wir ja gesund und schmerzfrei sein möchten. Wir sind unzufrieden und wollen gesund werden und machen dann die Erfahrung, dass uns dies aufgrund unserer inneren Überzeugung, dass wir eben doch nicht gesunden, nicht gelingt. Wir erhöhen daraufhin unsere Anstrengungen und es beginnt eine Energie-verdichtung aus weiterer Furcht und Unzufrieden-heit. So geben wir unserer Erkrankung die Nahrung, um sich zum Maßstab aller Dinge zu machen. Ich bin krank und ich leide! Ich will deshalb gesund werden.

Ich muss gesund werden. Doch so funktioniert das Gesetz nicht. Unser menschlicher Wille ist der größte Feind und Zerstörer unserer Gesundheit. Unser Wille trennt uns von unserem Schöpfer und seiner Schöpfung. Die so hoch geschätzte Willensstärke ist eine der größten menschlichen Energieblockaden. Dort wo wir unsere Willenskraft einsetzen, entsteht meist das genaue Gegenteil dessen, was wir eigentlich wollen. Beispiel: Willst du abends einschlafen, erreichst du mit einer besonderen willentlichen Anstrengung das genaue Gegenteil. Je mehr Willenskraft du einsetzt, umso weniger kannst du einschlafen. Einschlafen wirst du erst dann, wenn du dich entspannst und deine Energie fließen kann. *Herr, dein Wille geschehe!* So lösen sich deine Energieblockaden und deine Spannungen augenblicklich auf und du kannst seelenruhig einschlafen. Wie wenig Einfluss unsere Willensstärke hat, wollen wir anhand weiterer Beispiele verdeutlichen: Wie oft hast du dir schon vorgenommen, dieses oder jenes zu ändern und musstest dann nach einiger Zeit feststellen, dass du in die alte Gewohnheit zurück gefallen bist. Millionen von Menschen wollten schon durch Willenskraft das Rauchen aufgeben – und rauchen heute noch. Viele werden mir nun erwidern: ich habe es geschafft! Doch es war nicht deren Willenskraft, sondern ihre innere Überzeugung dass es besser für sie ist, wenn sie nicht mehr rauchen. Millionen von Menschen machen eine Diät, um durch Willenskraft abzunehmen und sind heute dicker denn je. Erst mit der wachsenden Überzeugung, dass dies oder jenes richtig und gut für uns ist, können wir uns entspannen und unsere Energie frei fließen lassen. Nur mit dieser Überzeugung, dass alles, was Gott uns schickt, richtig und gut für uns ist, wird sich genau dies in unserem Leben verwirklichen. Nur unsere innere Überzeugung besitzt die schöpferische Kraft, sich in unserem Leben zu manifestieren. Unser persönliches, menschliches Wollen ist machtlos, wenn es im Widerspruch zu unserer inneren Überzeugung steht. Das spüren und fühlen wir instinktiv. Damit sich unser Leben optimal entfaltet, benötigen wir ein neues, erweitertes Bewusstsein, in dem unsere Überzeugung vorherrscht, dass sich unser Leben tatsächlich optimal entfaltet. Es ist eine Illusion zu glauben, dass wir Herrscher unserer Gedanken und Empfindungen und damit unseres Bewusstseins sind. Unsere Gedanken und Gefühle kommen von selbst und sie sind auch genauso schnell wieder von selbst verschwunden. Wir haben zwar die Macht, unsere Gedanken und Empfindungen zu beachten und sie dadurch zu verdichten. Doch wir haben keine Macht darüber, welche Gedanken und Empfindungen uns zufließen. Gott ist als universelles, kosmisches

Bewusstsein die Quelle aller Energie. Somit ist er auch die Quelle unserer Gedanken und Empfindungen. Doch wir Menschen sind meistens so vermessen, dass wir uns zum Herrscher unseres Schicksals aufspielen und gar nicht bemerken, welche Probleme wir damit hervorrufen. Herr, mein Wille geschehe. Nicht deiner! Was für eine Anmaßung! Mit dieser Einstellung und diesem Bewusstsein blockieren wir unsere Energie. Diese Energieblockade führt zwangsläufig zu Schicksalsereignissen, die wir als Lektionen unseres Lebens zu lernen haben. Gott schickt uns das, was wir für unsere weitere Bewusstseinsentwicklung benötigen. Wenn wir tatsächlich einen freien Willen hätten, so könnten wir das Gesetz unseres Schöpfers – zumindest für unser eigenes Leben - außer Kraft setzen. Doch das können wir nicht. Egal, was auch immer wir tun, wir tun es immer gemäß seinem Gesetz. Wie auch immer wir uns entscheiden, wir tun dies gemäß seinem Gesetz. So oder so, wir setzen immer eine Ursache und gemäß Gottes Gesetz werden wir eine entsprechende Wirkung erzielen. Ob dies nun angenehm oder unangenehm für uns ist, ist völlig belanglos. Gottes Gesetz wirkt immer und für jeden gleich gültig. Wir können gar nicht gegen Gottes Gesetz handeln. Wir können uns lediglich das Leben unnötig selbst schwer machen, in dem wir seinen Energiefluss blockieren und uns mit

Überzeugungen beschäftigen, die unangenehme Wirkungen für unser Leben haben. Wir können jedoch niemals gegen Gottes Willen handeln! Gottes Gesetz und damit sein Wille, wirkt immer, allzeit, ewig!

Es ist alles so einfach und klar. Wir können ohne Hast und Anstrengung durch das Leben gehen. Ordnen wir einfach unseren eigenen, egoistischen Willen, dem Willen Gottes unter, damit die schöpferische Kraft Gottes in uns erblühen kann. Dies bedarf lediglich der einmaligen Entscheidung, Gottes Kraft und Wille anzuerkennen. Es mag für den einen oder anderen zu Anfang vielleicht noch etwas anstrengend sein. Doch mit der Entscheidung für Gott, erfahren wir Heilung, Frieden und eine innerlich wachsende Kraft. Die schöpferische Kraft Gottes wächst und heilt uns. All unsere Ängste, Sorgen und Nöte sind schlagartig aus unserem Bewusstsein verschwunden, weil wir Gottes Liebe und seine Kraft frei in uns wirken lassen.

<u>Motto:</u>

HERR, DEIN WILLE GESCHEHE!

Wasser und Luft – göttliches Lebenselixier

So wie sich die schöpferische Kraft Gottes in allem offenbart, so offenbart sich seine Kraft auch in den Grundelementen unseres Körpers: in Wasser und Luft. Diese beiden Grundelemente sind unerlässlich für unsere Gesundheit. Verbinde dich mit diesen Elementen, diesen göttlichen Energien, welche durch die Luft und unsere Ernährung in uns wirkt. Die lateinische Bezeichnung für Atem lautet: „Spiritus" und dies bedeutet: der Atem Gottes. So möchten wir auch dir empfehlen, bewusster zu atmen. Du kannst sicher einige Tage oder sogar Wochen ohne Essen und Trinken überleben. Doch ohne zu atmen kannst du höchstens einige Minuten überstehen. Dies zeigt, wie wichtig das richtige Atmen für dein Leben ist.

Dr. Christiane May-Ropers sagt: „Wir alle haben die richtige Atemtechnik im Mutterleib zurückgelassen. Wir atmen nicht mehr mit dem Bauch, sondern fälschlicherweise allein mit dem Brustkorb". Grundsätzlich gilt deshalb die Regel: **Mund zu, Nase auf!** Wer durch die Nase atmet, atmet gesünder, weil er dadurch den Sauerstoff besser filtert und diesen bis in jede Zelle transportiert. Der Mund ist für die Atmung gar nicht geeignet, weil die Schleimhäute und die Haare fehlen, um den Sauerstoff zu filtern. Deshalb: **Mund zu, Nase auf!**

Auch und gerade bei Anstrengung. Atme ruhig und harmonisch in den Bauch. So atmest du richtig und jede Zelle deines Körpers bekommt den so dringend benötigten Sauerstoff, um vital und aktiv zu sein. Richtiges Atmen vermeidet Stress. Stress macht krank. Gestresst fühlst du dich immer dann, wenn du dir deinen Aufgaben nicht gewachsen fühlst. Du bist dann meistens nicht voll bei der Sache, sondern denkst schon jetzt an die vielfältigen Aufgaben, die vor dir liegen. So verlierst du den Überblick und kannst nicht mehr klar denken. Das, was jetzt gerade zu tun ist, wird nicht mehr voll konzentriert durchgeführt und es entstehen Fehler, die deinen Stress vergrößern. Dies kannst du umgehend vermeiden, indem du dich *HIER und JETZT* auf deinen *Atem* konzentrierst. **Mund zu, Nase auf!** Atme tief durch und es durchströmen dich augenblicklich frische Energien. Der „*Spirit*, **der Atem Gottes"** macht dich sofort ruhig und gelassen und du spürst Freude und Vitalität. So kannst du auch sofort erkennen, ob dein Körper noch fit genug ist, um seine Aufgaben erledigen zu können. Gestressten Menschen fehlt häufig Sauerstoff und Schlaf, um sich mit neuen, frischen Energien aufzuladen. Ausreichender Schlaf ist jedoch die Grundlage für ein langes, gesundes Leben. Im Schlaf regenerieren wir uns und laden uns wie beim Atmen mit neuer Energie auf.

Genauso wichtig wie ausreichender Schlaf und richtiges Atmen ist das, was wir essen und trinken. Eine besondere Bedeutung und herausragende Stellung hat hierbei die Energieform Wasser. Wasser durchzieht alle Bereiche des Lebens und ist die Grundlage jeglicher Existenz. Wasser transportiert Energie über das Blut zu den Zellen und fungiert darüber hinaus zur Entschlackung und Entgiftung des Körpers.

Ein Embryo besteht zu rund 85 % aus Wasser. Bei der Geburt beträgt dieser Wasseranteil noch immer 75 %. Mit zunehmendem Alter geht dieser Anteil immer mehr zurück. Ein erwachsener, menschlicher Körper besteht noch zu rund 65 % aus Wasser und auch dieser Anteil geht im hohen Alter noch bis auf 50 % zurück. Aus diesem Grunde müssen insbesondere ältere Menschen auf eine reichliche Wasserzufuhr achten. Auch du solltest unbedingt darauf achten, dass du genügend und reichlich (mindestens 1,5 Liter, besser 2,5 Liter täglich) trinkst. Nur so ist gewährleistet, dass du immer mit genügend Sauerstoff versorgt bist und stets ausreichend entgiftet wirst.

Nachdem du mit dem richtigen Atmen und einer täglich ausreichenden Wasserzufuhr dein Leben sicherst, nimmst du mit deiner Ernährung die

Energie auf, die du für dein tägliches Leben benötigst. Selbstverständlich solltest du hierbei darauf achten, dass du gesunde und natürliche Vollwertkost zu dir nimmst. Doch viel wichtiger ist: **kauen, kauen, kauen! Bewusstes essen! Bewusstes schmecken! Bewusstes Kauen!**

Die richtige und gesunde Verdauung – und damit eine vollständige Energieumwandlung – beginnt bereits im Mund. Durch richtiges und ausreichendes Kauen förderst du deine Speichelbildung und verwandelst dadurch deine Nahrung bereits im Mund zu lebensspendenden Energiesubstanzen.

Deshalb gilt: **kauen, kauen, kauen! Bewusstes essen! Bewusstes schmecken! Bewusstes Kauen!**

Bewusstes Kauen, bewusstes Essen und Trinken sind die besten Voraussetzungen für ein gesundes Leben. Mache dir immer und stets bewusst, dass du vollständig aus der kosmischen Ursubstanz des Universums bestehst. Aus der energetischen und schöpferischen Kraft Gottes! Du bist alles, was ist! Du solltest deshalb auch genauso leben: *mit und in allem, was ist!*

Nutze all deine fünf Sinne. Rieche, höre, schmecke, spüre und fühle!

Iss, wenn du isst, trink, wenn du trinkst und atme, wenn du atmest. Das Gleiche gilt übrigens für alle Bereiche unseres Lebens. Wie viele unserer heutigen Zeitgenossen überfordern sich im Sport, nur um einem körperlichen Ideal nahe zu kommen. Doch erst wenn du deinen Körper bewusst bewegst, um alle deine Sinne bewusst zu erleben, lebst du richtig. Du bist gesund! An Körper, Seele und Geist! Du bist eins mit allem was ist!

<u>Mantra:</u>

Ich bin natürlich!

Nachwort

Unter der Anleitung des Forschers Masaru Emotos haben japanische Schüler drei Behälter mit Wasser gefüllt und mit Reis bepflanzt. Den ersten Behälter beschrifteten sie mit einem positiven Begriff wie Liebe. Den zweiten beschrifteten sie mit einem negativen Begriff wie Dummkopf. Den dritten Behälter beschrifteten sie einfach gar nicht. Das Ergebnis war: Im ersten Behälter wuchs sehr schmackhafter Reis. Im zweiten Behälter wuchs fader Reis. Im dritten Behälter verrottete der Reis. Nach Emotos ist Gleichgültigkeit somit noch schädlicher als Negatives.

Die schlimmste Krankheit ist demnach: Gleichgültigkeit. Sie führt zur Lähmung und zum vollständigen Stau deiner Lebenskraft. Diese Lebenskraft muss jedoch fließen können und wenn sie dies nicht kann, entstehen Krankheiten.

Vermeide deshalb Stress, wenig Bewegung, falsche Ernährung und falsches Atmen. Liebe das Leben und sei dankbar, dass du leben darfst. Vermeide Gleichgültigkeit und löse dich von krankmachenden Gedanken. Sei lebendig und führe ein **bewusstes** Leben. Lass deine Energie fließen, indem du alles **liebst**, was hier und jetzt ist.

Du hast dein genetisches Erbe mit deiner ureigenen DNA schon lange angetreten. Deine bisherigen Gedanken und Gefühle haben bereits Milliarden von synaptischen Verbindungen in deinem Gehirn erzeugt. Du bist also Zeit deines Lebens den beeinflussenden Faktoren von Werbung, Propaganda, Paradigmen und Glaubenssätzen unterworfen. Wie frei bist du also in deinen Entscheidungen? Bist du wirklich frei, dich für Gesundheit zu entscheiden? Oder kommen sofort unzählige Gedanken in dir hoch, warum dies bei dir sowieso nicht funktioniert? Wie oft siehst du nur das Leid, anstatt dich völlig frei – ohne Vorurteile, ohne Paradigmen, ohne Glaubenssätze - in den Augenblick zu begeben.

Gesundheit ist ein Prozess, der sich entwickelt und wenn du eine liebevolle Beziehung mit dir selbst und der Schöpfung eingehst, wirst du in Gesundheit und Fülle leben. Hör auf zu jammern und zu klagen und beginne zu leben. Liebe dein Leben! Liebe deine Gesundheit! Sei dankbar, dass du leben darfst und erschaffe dir, was du willst: ein gesundes und glückliches Leben.

In diesem Sinne wünsche ich dir ein langes, gesundes Leben voller Lebensfreude und Lebenslust!

info@norbert-huber.de

<u>Buchtipp</u>:

Norbert A. Huber

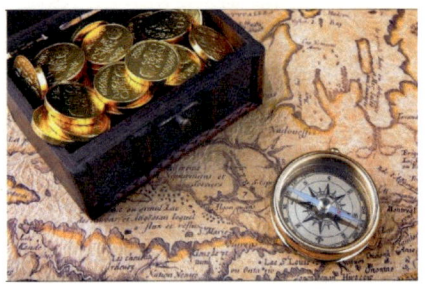

mehr Reichtum, Wohlstand und
Überfluss

<u>www.csn-nestor.de/shop.html</u>

<u>Buchtipp</u>:

Norbert A. Huber

dein Kompass ins Paradies

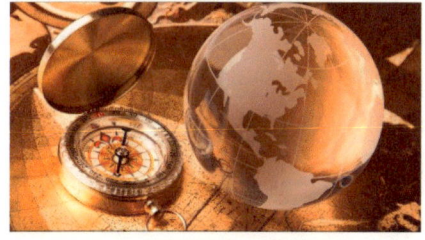

mehr Gesundheit, Glück und
Lebensfreude

www.csn-nestor.de/shop.html

CSN-Con Spiritus Nestor

1. Unser menschliches, irdisches Bewusstsein ist Teil des göttlichen Universalbewusstseins.

2. Alles ist von Gott beseelt. Daher ist alles im Ursprung eins und miteinander verbunden. Ausgangsbasis aller Dinge ist Gott, der durch sein Gesetz und durch seine schöpferische Kraft wirkt.

3. Durch Unwissenheit und das Nichtbefolgen des Gesetzes erschaffen wir unser Leid und unseren Schmerz.

4. Es ist unser Schicksal, in der Schule des Lebens genau die Lektionen zu lernen, die wir für unsere Entwicklung benötigen.

5. Durch Gottes schöpferische Kraft sind wir der Schöpfer unseres Lebens.

6. Das Paradies ist HIER und JETZT!

www.csn-nestor.de